하루

5분

시니어

운동법

단숨에 익혀서 평생 써먹는

하루
5분
시니어
운동법

이시다 다쓰키 지음 | 황미숙 옮김

SE
SHOEISHA
RHK
알에이치코리아

많은 사람들에게
건강과 즐거움을 주고 싶습니다!

어린 시절부터 간직해 온 꿈을 이루기 위해 돌봄 시설에서 작업치료사로 일하면서 코미디언 활동도 계속해 왔습니다. 저는 할머니 가발을 쓰고 활동하는 돌봄 엔터테이너 이시다 다스키입니다. 코미디언으로 활동했지만 두드러지는 활약이 없어 거의 잊히는 존재였어요. 잘 풀리지 않는 나날들에 절망할 때도 있었지만, 무대에 서서 관객을 웃기려고 애쓰면서 겪었던 시행착오는 결코 헛되지 않았습니다. 작업치료사 경험을 살려서 만든 운동법으로 전국의 150군데가 넘는 돌봄 시설에 봉사활동을 가면 어르신들과 가족들, 직원분들이 배꼽을 잡고 웃으시거든요. "저렇게 웃으시는 모습은 처음 봤어요", "할아버지가 저렇게 움직이실 수 있으리라고는 생각하지 못했어요"라며 기뻐하는 분들을 많이 만났습니다.

이처럼 긍정적 반응을 피부로 느끼던 중에 "돌봄 시설에서는 운동을 해도 집에 가서는 못해요"라는 고민이 들려왔습니다.

'운동은 꾸준히 해야 몸과 마음에 좋은 효과를 주는데, 배워서 묵혀두기에는 너무 아깝잖아?'

이 생각으로 '질리지 않고 지속할 수 있는 운동'을 유튜브에 올리게 되었어요. 유튜브 채널은 큰 호평을 받아 3.3만 명이 넘는 구독자 수와 총 600만 번이 넘는 조회 수를 기록했습니다. '집에서 몸을 움직이는 연습을 할 수 있었다', '부모님이 무척 좋아하신다' 등의 긍정적인 댓글도 많이 받았어요.

가장 기뻤던 말은 강연회에 오신 93세의 어르신이 "항상 운동 영상을 보면서 함께 따라 하고 있어요"라고 건네신 인사였습니다. 그분은 고령의 나이에 몸이 뜻대로 움직이지 않게 된 후로 아무것도 하지 않고 멍하니 하루를 보내는 일이 많으셨다고 해요. 그러던 중에 제 유튜브 채널을 발견한 가족들이 태블릿을 선물했고, 이후 저의 동영상을 보면서 운동하는 것이 일과가 되었다고 하네요. 지금은 태블릿을 능숙하게 사용하시면서 고향에 대한 영상도 보고, 산책 다니며 꽃 사진을 찍는 일이 즐거움이라고 하셨습니다.

중요한 이야기라 한 번 더 말씀드릴게요! 93세에도 삶의 활력을 만들 수 있습니다. 운동의 힘이 얼마나 대단한지 새삼 느낍니다. 표정이 어두웠던 사람도 "하나 둘 셋 넷" 하고 몸을 움직이다 보면 자연스레 표정이 밝아지거든요. 여기서 조금만 더 제대로 배우면 운동에 대해 더욱더 잘 알게 되고, 의욕도 더 커집니다.

이 책에서는 돌봄 엔터테이너인 저의 경험과 지식을 응축시켜, 운동을 어렵게 생각하는 분들에게 매일의 습관과 활력을 만들어 줄 운동을 소개합니다. 기계 조작에 익숙하지 않은 분들도 종이로 된 책이라면 가벼운 마음으로 첫걸음을 내디딜 수 있지 않을까 싶네요. 부모님, 할아버지, 할머니께 이 책을 선물해 보면 어떨까요?

마음껏 외출하지 못하는 상황에서도 독자 여러분이 저와 함께 몸을 움직이며 활기찬 마음과 설렘으로 하루하루를 보내기를 바랍니다.

— 돌봄 엔터테이너 이시다 다쓰키

이 책을
이렇게 활용해
보세요!

이 책은 쉽고 간단한 운동으로 건강을 유지할 수 있는 시니어 운동법을
50가지 이상 소개하고 있습니다.

구체적인 운동 방법은 CHAPTER 2~CHAPTER 4까지 설명하였으며
구성은 크게 다음과 같습니다.

추천하는 활용법

매일 다른 운동을 하다 보면 일상에 리듬감과 자극이 생기고, 지루할 틈 없이 지속할 수 있어요. 이 책에서 추천하는 활용법을 소개할게요.

➊ 하루를 시작하는 메인 운동 고르기

우선은 CHAPTER 2의 '초간단 시니어 운동법'에서 마음에 드는 운동을 고릅니다. 처음에는 하루에 2~3가지의 운동을 해 보는 것을 목표로 시작해요.

➋ 뇌를 자극하는 시니어 운동에도 도전해 보기

➊에서 고른 메인 운동과 더불어 CHAPTER 4의 '뇌를 자극하는 시니어 운동법'에서도 2~3가지 골라서 함께 도전해 보세요.

➌ 몸 상태에 맞춰 운동 횟수 조정하기

더 많은 운동을 하고 싶다면 ➊, ➋에서 고른 운동에 또 다른 운동을 추가해도 됩니다. 조금 쉬어가고 싶을 때는 ➊에서 고른 메인 운동만 하는 등, 매일의 몸 상태에 맞춰 조정해 보아요.

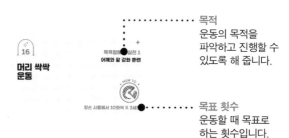

목적
운동의 목적을
파악하고 진행할 수
있도록 해 줍니다.

목표 횟수
운동할 때 목표로
하는 횟수입니다.
소리를 내어
세어 보세요.

16
**머리 싹싹
운동**

목적함 실천 1
어깨와 팔 강화 훈련

앉은 사람에서 10회씩 × 3세트

어깨를 제대로 풀리고 몸단장 하자
머리를 감을 때는 어깨를 올리는 동작에 더해 팔꿈치나 손을 연동시킨
동작이 필요해요. 꼭 전체를 연동시킨 동작은 빗 등으로 머리칼을 정리
할 때도 사용됩니다.
  머리 싹싹 운동은 팔을 들어 올린 상태에서 어깨나 손감을 움직입니
다. 언제까지나 난정함을 유지하기 위해 꼭 필요한 동작이니만큼 연습히
연습해 보아요.

운동 순서
❶, ❷ 등의 숫자는
운동 순서를 나타냅니다.

포인트
몸을 움직일 때 주의해야 할
포인트를 적었습니다.

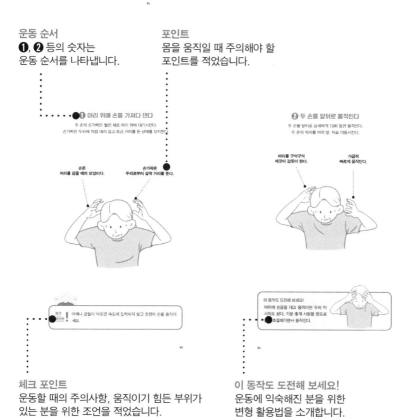

❶ 머리 위에 손을 가져다 댄다
두 손의 손가락은 벌린 재로 머리 위에 대기시킨다.
손가락은 두피에 착집 대시 않고 조금 거리를 유지한다.

손끝
머리를 감을 때의 모양이다.

손가락은
두피로부터 살짝 거리를 둔다.

❷ 두 손을 앞뒤로 움직인다
두 손을 앞뒤로 섬세하게 10회 동안 움직인다.
두 손의 위치를 머리 앞, 뒤로 이동시킨다.

머리를 구석구석
깨끗이 감듯이 한다.

가급적
빠르게 움직인다.

체크
포인트   어깨나 관절이 아프면 속도에 집착하지 말고 천천히 손을 움직이
세요.

이 동작도 도전해 보세요!
머리에 손끝을 대고 움직이면 두피 마
사지도 된다. 기분 좋게 시원할 정도로
조절해가면 움직인다.

체크 포인트
운동할 때의 주의사항, 움직이기 힘든 부위가
있는 분을 위한 조언을 적었습니다.

이 동작도 도전해 보세요!
운동에 익숙해진 분을 위한
변형 활용법을 소개합니다.

9

목차

CHAPTER 1
건강한 시니어의 삶은 운동이 답이다

CHAPTER 2
일상의 편리함을 되찾는 초간단 시니어 운동법

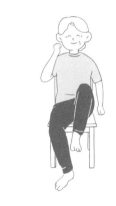

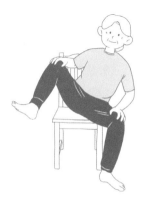

CHAPTER 3
일상 속 물건을 활용한
업그레이드 시니어 운동법

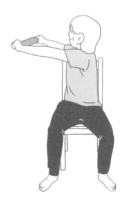

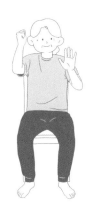

CHAPTER 4
다양한 동작을 활용해
뇌를 자극하는 시니어 운동법

CHAPTER 1

건강한 시니어의 삶은
운동이 답이다

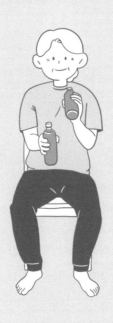

나이가 들면 생기는 몸의 변화

근육, 뼈, 뇌세포에서 변화가 나타난다

사람은 누구나 나이가 들면 몸이 쇠약해집니다. 나이가 들면서 나타나는 대표적인 변화로 다음의 예를 들 수 있어요.

- 20~80대 동안에 하반신의 근육량은 약 30% 감소한다(출처:《나이 듦에 따른 일본인 근육량의 특징(日本人筋肉量の加齢による特徴)》, 일본노년의학회 잡지, 47권, 2010년).
- 골밀도가 감소하면서 뼈가 약해지고 부러지기 쉬운 상태가 된다.
- 서서히 뇌세포가 줄어들어 위축된다.

이처럼 나이가 들면서 생기는 변화에 대해 아무런 대책도 없이 있다 보면 점차 혼자서는 일상생활을 영위하기가 어려워져요. 즉, 돌봄이 필요해지거나, 돌봄 등급이 높아지는 상황으로 이어집니다.

고령자가 돌봄이 필요해지는 주요 원인이 있다

일본의 〈2021년판 고령사회백서(令和3年版高齡社会白書)〉에 따르면 65~74세에 비해 75세 이상에서 돌봄 필요 인정 등급을 받는 사람의 비율이 확연히 상승함을 알 수 있었습니다.

또한 돌봄이 필요해지는 원인으로는 다음과 같습니다.

- 치매 18.1%
- 뇌혈관질환(뇌졸중) 15.0%
- 고령으로 인한 신체 쇠약 13.3%
- 골절 · 넘어짐 13.0%

이 결과를 통해 뇌혈관질환을 제외한 대다수의 원인이 나이가 들면서 생기는 신체 변화 때문임을 알 수 있습니다.

운동을 통해 예방하자

나이가 들면 몸이 쇠약해지고 불편한 곳이 생기기 마련입니다. 그렇다면 아무런 대책이 없느냐? 절대 그렇지 않습니다.

잠시 떠올려 보세요. 평소 의사나 가족, 또는 텔레비전이나 신문에서 귀가 따갑도록 듣는 이야기가 무엇인가요? 바로 "운동하세요"입니다.

운동 습관이 있는 생활은 '치매', '고령으로 인한 쇠약', '골절 · 넘어짐'의 예방에 효과를 기대할 수 있는 데다, 그 밖에도 긍정적인 변화를 가져옵니다(아래 그림 참조). 건강하게 자립적으로 생활하는 고령자는 대부분 운동하는 습관을 갖고 있습니다. 짧은 시간이라도 매일 꾸준히 운동하는 것이 중요합니다.

운동의 다양한 장점

- 근력 유지 및 향상
- 심폐 기능 유지 및 향상
- 관절 통증 경감
- 넘어짐 예방
- 돌봄 예방
- 건강 수명 연장
- 치매 예방
- 기분 전환, 스트레스 해소, 이완 효과

- 골다공증 예방
- 혈액, 혈관 건강 유지
- 건강한 체형 유지
- 양질의 수면
- 생활 리듬 유지
- 생활 습관병(당뇨병, 고혈압, 지질이상증 등) 예방

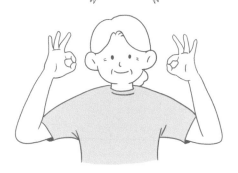

로코모티브신드롬 (운동기능저하증후군)

뼈나 근육, 신경과 관절 등의 움직임이 쇠퇴하고 서거나 걷기가 어려워진다. 돌봄이 필요해지거나 거동하기 어려운 상태가 될 가능성이 커진다.

사르코페니아 (근감소증)

나이가 들면서 근육이 감소하는 것을 말한다. 몸을 지지하는 힘이 약해지면서 서거나 걷기가 어려워진다. 넘어질 위험도 커진다.

의식하며 실천하는 시니어 운동법

시니어 운동을 할 때 **근육을 의식하느냐 마느냐에 따라 효과의 차이가 난다.** 일류 운동선수는 그냥 트레이닝을 하지 않는다. 트레이닝을 하면서 '**지금 이 근육을 단련하고 있다**', '**이 근육은 ○○에 효과적이지**' 하고 상상하며 실천한다고 한다.
시니어 운동법도 마찬가지다. 그냥 운동을 하는 것이 아니라, '**이 부분을 단련하는 동작이야**', '**평소에 이 동작이 힘드니까 조금 더 연습해야지**' 하고 의식하며 운동하는 것이다. 그러면 효과가 높아진다.

시니어 운동이 필요한 세 가지 이유

운동을 지속하지 못하는 이유는?

이 책에서는 '꾸준히 실천하는 시니어 운동법'에 대해서 이야기합니다.

돌봄 예방에는 운동 습관을 계속 유지하는 것이 무엇보다 중요합니다. 특히 매일 습관처럼 의욕을 갖고 지속할 수 있는 시니어 운동 습관이 큰 의미가 있어요.

지금까지 어르신들을 만나 오면서 '운동이 중요하다는 건 안다. 하지만 지속하기가 어렵다'라는 이야기를 많이 들었습니다. 운동을 지속하지 못하는 사람들에게는 대체로 다음과 같은 이유가 있어요.

- 의욕이 생기지 않아 지속하지 못한다.
- 몸을 움직이는 것이 힘들다.
- 하는 방법을 잘 모르겠다.

그런데 시니어 운동은 오히려 이런 분들에게 지속할 수 있는 세 가지 이유를 전합니다.

이유 1. 목적이 명확하니 의욕이 생긴다

이 책에서는 CHAPTER 2~CHAPTER 4까지 56가지의 운동을 목적별로 소개하였습니다. 운동의 목적은 크게 세 가지예요.

CHAPTER 2	일상생활 동작(ADL; activities of daily living)을 원활하게 하기
CHAPTER 3	도구를 활용해 즐겁게 운동하기
CHAPTER 4	뇌를 단련하고 활성화하기

운동을 지속하지 못하는 원인 중 하나는 '운동을 하는 이유를 모르기 때문'입니다. 사람은 이유가 없으면 움직이지 않는 생물이지요. 무엇을 위해 하는지도 모른 채 운동을 해 본들 의욕도 재미도 없습니다.

'얻을 수 있는 효과가 분명히 있는 운동'이라면 이상적인 자신의 모습을 그려보며 의욕을 불태울 수 있을 거예요.

이유 2. 몸 상태에 맞춰 가능한 범위 내에서 실천할 수 있다

시니어 운동의 특징은 자신의 신체 상태에 맞게 조정할 수 있다는 점입니다. 자신의 한계 이상으로 무리하지 않아도 됩니다. 가령 움직이기 힘든 관절이 있는 사람, 약한 신체 부위가 있는 사람은 그에 맞는 조언도

적어두었으니 가능한 범위 내에서 실천하세요.

반대로 운동에 익숙해져도 질리지 않도록 변화를 줄 수 있는 방법도 여러 가지 소개하였습니다.

몸 상태가 좋은 날은 여러 가지 운동을 늘려도 좋아요. 매일 자신의 근력과 체력에 맞춰 진행하세요.

이유 3. 몸을 바르게 움직이는 법을 알 수 있다

시니어 운동은 그림을 통해 동작을 쉽게 실천할 수 있습니다. 특히 복잡한 움직임이 있는 운동이나, 추가로 운동을 늘리고 싶다면 표지 저자 소개에 있는 QR코드를 통해 동영상도 볼 수 있습니다. 동영상을 보면서 운동하면 속도 조절도 가능하고, 누군가와 함께 운동하는 기분도 느낄 수 있지요. 그렇게 하다 보면 '잘 몰라서 포기하는' 일은 없을 것입니다.

CHAPTER 2

일상의 편리함을 되찾는
초간단 시니어 운동법

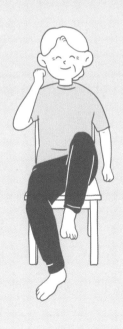

목적에 맞는 운동을 하자

일상생활에 초점을 맞추자

CHAPTER 2에서는 일상생활의 불편함을 해결하기 위한 '초간단 시니어 운동법'을 소개합니다. 구체적인 목표는 다음의 다섯 가지입니다.

> **목표 1** 보행 시에 넘어지는 위험을 줄이기
> **목표 2** 용변과 목욕 시 불편한 동작 줄이기
> **목표 3** 맛있고 즐겁게 식사하기
> **목표 4** 몸도 머리도 긴장을 풀고 잠들기
> **목표 5** 청소할 때의 불편을 줄여 방을 깨끗하게 유지하기

위의 다섯 가지 목표를 가지고 운동을 하면 일상생활의 동작을 문제없이 해낼 수 있습니다. 현재 일상생활의 동작에 어려움이 없는 사람은 앞으로도 신체 기능을 유지하겠다는 목표로 실천하면 됩니다.

목적을 가지고 운동하자

운동은 아무 생각 없이 횟수만 채우는 것으로는 효과를 제대로 보기 어렵습니다. 동기를 부여하고, 운동을 습관화하기 위해서도 운동을 하는 의미를 아는 것이 중요합니다.

이번 장에서는 신체 각 부분에 효과적인 움직임을 통해 일상의 어떤 동작이 수월해지는지, 그 목적을 분명히 의식하세요.

신체 동작별 운동 종류

신체 동작별	운동 종류
• 걷는 것이 두렵다. • 금방이라도 넘어질 것 같다. • 순발력이 떨어졌다.	• p27 발목 회전 운동 • p31 제자리걸음 운동 • p35 발 내딛기 운동 • p39 고관절 펴기 운동 • p43 엉덩이 걷기 운동 • p48 오감 자극 운동
• 팔을 들어 올리거나 허리를 세우기가 힘들다. • 화장실에 자주 간다, 소변 실수를 할까 봐 걱정된다. • 배변 활동을 원활하게 하고 싶다.	• p53 바지 올리고 내리고 운동 • p57 대변 보기 운동 • p61 화장지 감기 운동 • p65 엉덩이 닦기 운동 • p69 쾌변 마사지 운동 • p73 소변 실수 예방 운동
• 옷을 갈아입는 데 시간이 걸린다. • 목욕을 하는 것이 귀찮다. • 상반신의 유연성이 떨어졌다.	• p77 옷 갈아입기 운동 • p81 단추 꾹꾹 운동 • p84 머리 싹싹 운동 • p87 온몸 싹싹 운동

- 젓가락을 사용하기가 어렵다.
- 식사 시에 음식을 흘리는 일이 늘어났다.
- 음식물을 삼키기가 힘들다.
- 요리를 하다가 다칠까 봐 걱정된다.

→

- p93 발성 운동
- p96 젓가락질이 쉬워지는 운동
- p99 혀 자율 운동 ❶
- p103 혀 자율 운동 ❷
- p107 침 꿀꺽 운동

- 방 청소가 힘이 든다.

→

- p111 구석구석 반짝반짝 운동

- 깊게 잠들지 못한다.

→

- p115 꿀잠 운동

발목 회전
운동

양발 각각 10회씩

작은 단차가 가장 위험하다

넘어짐의 가장 큰 원인 중 하나는 발목의 동작이 원활하지 않기 때문입니다. 발끝이 올라가지 않으면 단차에 걸리기 쉽고, 작은 단차에도 넘어지게 됩니다.

집 안 단차에도 주의하자

특히 방과 거실 사이에 있는 1~2cm 정도의 단차에 주의하세요. 본인은 넘어선다고 생각하지만 생각보다 발끝이 올라가지 않아 걸리기도 하거든요. 작은 단차로 인해 넘어지는 것을 방지하기 위해서도 운동을 통해 발목의 움직임을 개선해 봅시다.

❶ 무릎을 편다

의자에 앉아 오른쪽 무릎을 똑바로 편다.
발뒤꿈치를 바닥에서 30cm 정도 올린다.

손은 의자를 잡는다.

30cm 정도 올린다.

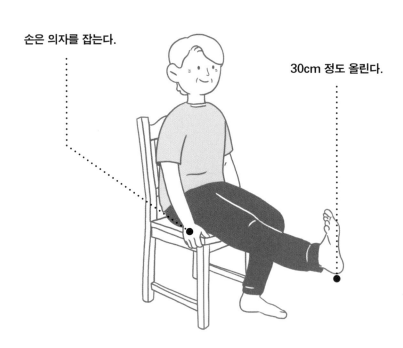

❷ 발목을 위아래로 움직인다

오른쪽 발목을 위아래로 10회 움직인다.
위 → 아래 → 위 → 아래의 방향을 의식하며 진행한다.

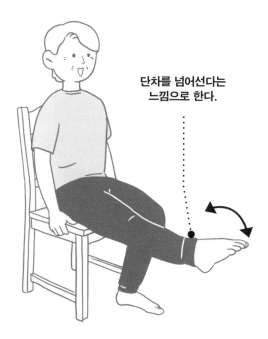

단차를 넘어선다는
느낌으로 한다.

❸ 발목을 돌린다

시계 방향과 반시계 방향으로 천천히 10회씩 돌려준다.
왼쪽 발로도 ❶~❸의 동작을 반복한다.

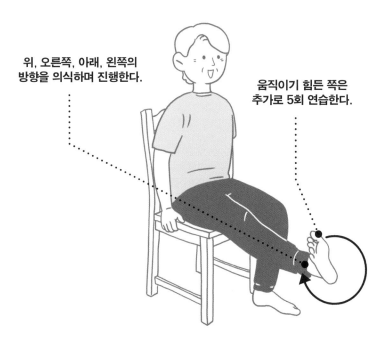

**위, 오른쪽, 아래, 왼쪽의
방향을 의식하며 진행한다.**

**움직이기 힘든 쪽은
추가로 5회 연습한다.**

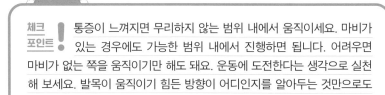

**체크
포인트** ❗ 통증이 느껴지면 무리하지 않는 범위 내에서 움직이세요. 마비가
있는 경우에도 가능한 범위 내에서 진행하면 됩니다. 어려우면
마비가 없는 쪽을 움직이기만 해도 돼요. 운동에 도전한다는 생각으로 실천
해 보세요. 발목이 움직이기 힘든 방향이 어디인지를 알아두는 것만으로도
단차가 있을 때 발목에 주의하게 되니, 운동의 의미가 있습니다.

3

제자리걸음
운동

넘어짐 예방 2
무릎 올리기 훈련

양 무릎 사용해서 20회씩

주변을 주의하면서 걷자

무릎을 제대로 올려주는 제자리걸음은 넘어지지 않고 걷기 위한 기본 동작입니다. 넘어짐 예방에 필요한 것은 비단 걷는 힘만이 아니에요. 걸으면서 단차가 있는 부분을 알아차리거나, 차의 움직임을 파악하고, 동시에 다른 동작을 해내야 합니다.

제자리걸음 운동은 제자리걸음에 맞춰 손을 두드립니다. 보행 중에 다리를 움직이면서도 주변의 위험 요소에 주의를 기울일 수 있는 훈련으로 넘어짐 예방에 도움이 됩니다.

❶ 크게 제자리걸음을 한다

무릎을 올리고 팔을 흔들면서 제자리걸음을 20회 반복한다.

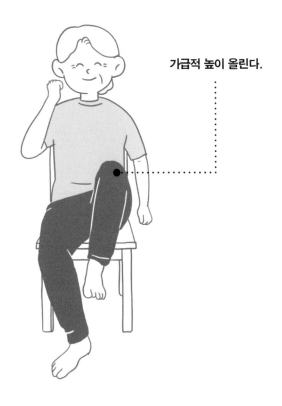

가급적 높이 올린다.

❷ 손뼉을 함께 친다

❶의 동작에 추가로, 발이 바닥에 닿는 타이밍에 맞춰 손뼉을 친다.
20회 반복한다.

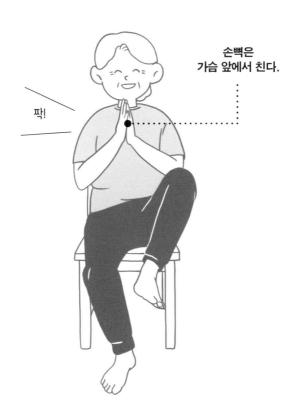

짝!

**손뼉은
가슴 앞에서 친다.**

이 동작도 도전해 보세요!

❶의 동작에 추가로 발이 바닥에 닿는 타이밍에 맞춰
양손을 가위바위보 모양으로 바꾼다. 20회 반복한다.

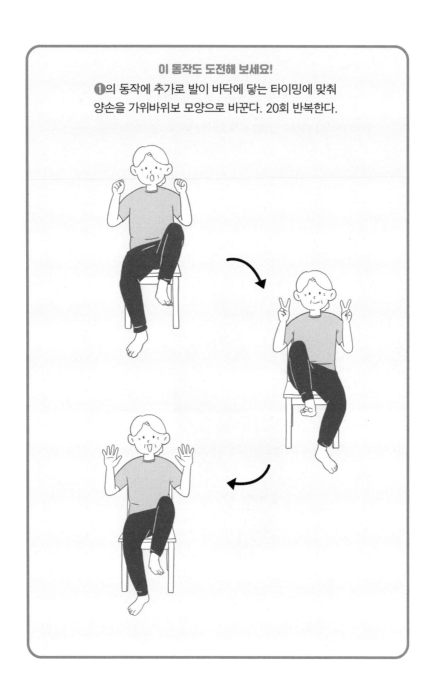

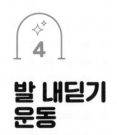

4

발 내딛기 운동

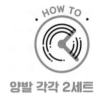

양발 각각 2세트

돌발 상황에 넘어지지 않도록 예방하자

"어어 위험해!" 하고 순간적으로 발생하는 일에 대응하는 것은 넘어짐 예방으로 이어집니다.

- 산책 중에 튀어나온 자전거에 부딪힐 것 같은 순간에는?
- 화장실 가는 도중에 미끄러지면?
- 단차를 넘어서려다가 비틀거리게 되면?

이런 돌발 상황을 생각해 보고 신속하게 위험을 피할 수 있도록 발 내딛기 운동을 연습해 보세요.

① 발을 벌린다

두 발을 어깨너비만큼 벌린다.
실내에서는 미끄러울 수 있으니 양말이나 슬리퍼를 벗고 진행한다.

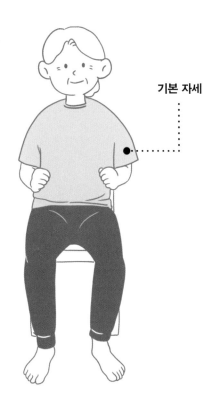

기본 자세

❷ 발을 내디딘다

몸을 앞으로 기울이고 오른발을 오른쪽 대각선 앞으로 내디딘다.
10회 반복하고, 왼발로도 같은 동작을 10회 반복한다.

오른발에 체중을 싣는다.

쿵!

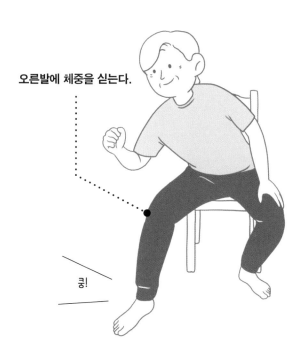

❸ 제자리걸음을 추가한다

그 자리에서 제자리걸음을 하며 "위험해!" 하고 소리치면서
오른발을 대각선 앞으로 내디딘다.
5회 반복하고, 왼발로도 같은 동작을 진행한다.

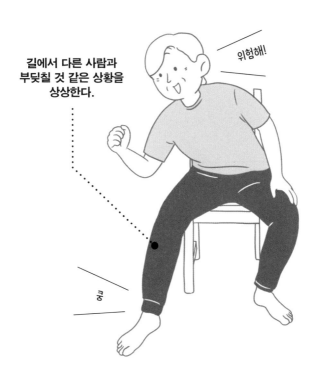

5

고관절 펴기
운동

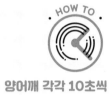

양어깨 각각 10초씩

팔과 고관절의 동작이 보행을 안정시킨다

걸을 때의 보폭이나 속도는 팔을 흔드는 동작과 관계가 있다고 해요. 한 걸음씩 안정적으로 크게 내딛기 위해서도 어깨 주위의 움직임을 개선해 제대로 팔을 흔들 수 있는 상태로 만듭시다. 또 다리를 벌리고 한 걸음씩 내디딜 때는 고관절의 역할도 중요합니다.

고관절 펴기 운동은 움직일 수 있는 신체 영역을 의식하면서 스트레칭하는 느낌으로 어깨와 고관절을 펴 주세요. 어깨와 고관절은 일상생활에서 크게 움직일 기회가 적으므로, 식사 전이나 텔레비전을 볼 때 등 틈새 시간을 이용해 움직여 봅시다.

❶ 다리를 어깨너비보다 크게 벌리고 바닥을 밟는다

두 다리를 어깨너비보다 크게 벌리고, 손은 무릎을 잡는다.
발을 한쪽씩 가급적 높이 올렸다가 천천히 내린다.

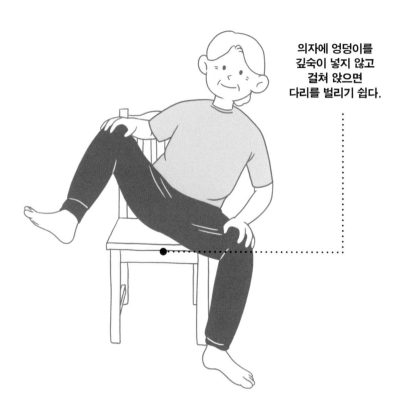

의자에 엉덩이를
깊숙이 넣지 않고
걸쳐 앉으면
다리를 벌리기 쉽다.

➋ 오른쪽 어깨를 펴준다

오른쪽 어깨를 가슴 쪽으로 기울이면서 어깨와 고관절을 펴준다.
이 동작을 10초 동안 유지한다.

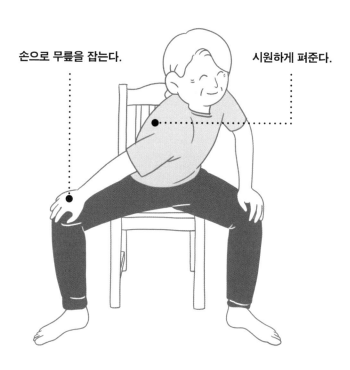

손으로 무릎을 잡는다.

시원하게 펴준다.

❸ 왼쪽 어깨도 반복한다

왼쪽 어깨도 ❷의 동작을 하고 10초 동안 유지한다.

호흡을 계속한다.

쭉 펴지는 느낌을
의식한다.

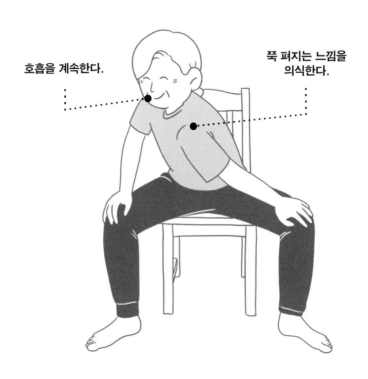

체크
포인트! 스트레칭하는 느낌으로 진행하는 운동입니다. 아프지 않고 시원
하게 느껴지는 부분까지 펴 주세요. 여유가 있는 분은 ❷, ❸의 동
작에서 몸을 기울인 방향으로 얼굴과 시선도 향하도록 하세요. 목의 스트레
칭 효과도 느낄 수 있습니다.

6

엉덩이 걷기
운동

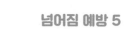

넘어짐 예방 5
고관절 주변부 강화 훈련

양 엉덩이 사용해서 3세트

안정적으로 크게 한 걸음 내디딜 수 있다

나이가 들면 근력이 떨어지면서 점차 보폭이 좁아집니다. 좁은 보폭으로 걸으면 무언가에 걸려서 넘어지거나 미끄러지기 쉬워요. 한 걸음씩 크게 내디디려면 고관절 주위의 동작이 중요합니다.

　엉덩이 걷기 운동은 평소 걸을 때의 자세를 의식하며 고관절 주위를 움직여줍니다.

❶ 오른쪽 엉덩이로 한 걸음 전진한다

엉덩이를 의자 안쪽으로 깊숙이 넣어 앉는다.
오른쪽 엉덩이를 10cm 정도 띄우고 조금씩 앞으로 움직인다.

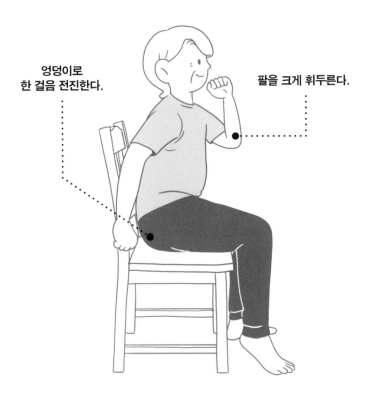

**엉덩이로
한 걸음 전진한다.**

팔을 크게 휘두른다.

❷ 왼쪽 엉덩이로 한 걸음 전진한다

왼쪽 엉덩이로 ❶의 동작을 반복한다.
좌우의 엉덩이를 번갈아 움직이며 의자 앞쪽까지 엉덩이로 걷는다.

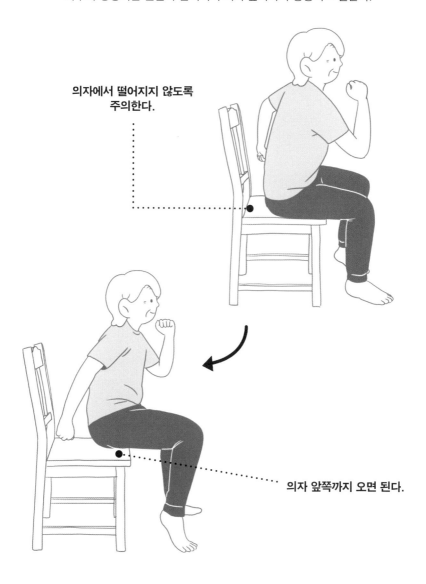

의자에서 떨어지지 않도록
주의한다.

의자 앞쪽까지 오면 된다.

❸ 좌우 엉덩이로 후진한다

의자의 앞쪽에 걸쳐 앉는다.
오른쪽 엉덩이를 10cm 정도 띄운 후, 조금씩 뒤로 움직인다.
좌우 엉덩이를 번갈아 가며 반복한다.

지친다는 느낌이 든다면
운동이 잘 되고 있다는 것

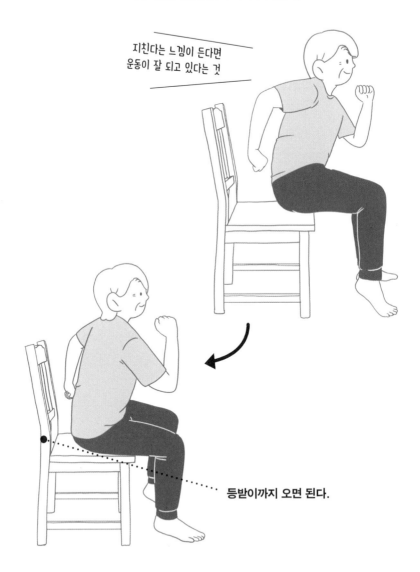

등받이까지 오면 된다.

체크 포인트 ❗ 균형을 잡기 어려운 분은 근처에 지지대가 있는 환경에서 운동을 하세요. 동작 진행 시에 여유가 있는 분은 가급적 크게 한 걸음을 내디뎌 봅시다.

7

오감 자극
운동

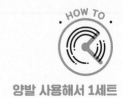

양발 사용해서 1세트

운동을 통해 감각을 단련할 수 있다

오감이란 시각, 청각, 촉각, 미각, 후각 다섯 가지를 말합니다. 오감에도 노화의 영향은 나타나지만, '나이가 들면 어쩔 수 없지' 하고 포기하는 건 좋지 않습니다.

가령 발바닥의 촉각은 센서처럼 바닥의 상황을 판단하는 등 넘어짐 방지에 중요한 역할을 하거든요. 돌봄이 필요한 상황을 예방하는 데 도움이 되는 오감도 운동을 통해 자극해 봅시다.

① 발바닥의 감각을 자극한다

좌우 발바닥을 앞뒤로 30회씩 미끄러지듯이 움직인다.
바닥과 접촉하는 부분이 마찰로 인해 따뜻해지는 걸 느낄 수 있다.

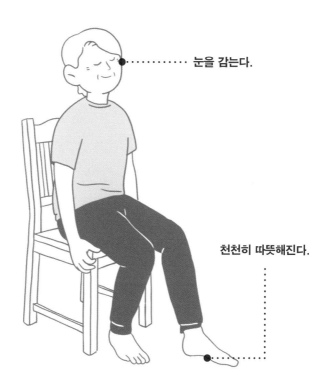

눈을 감는다.

천천히 따뜻해진다.

❷ 하반신의 감각을 자극한다

허벅지를 높이 올리면서 힘차게 20회 제자리걸음을 한다.
뼈와 다리 관절, 무릎 관절에 전달되는 자극을 느낀다.

눈을 감는다. ·········

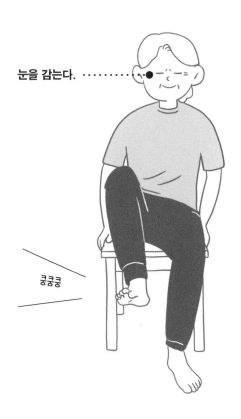

쿵쿵쿵

❸ 후각을 자극한다

후각에 집중한다. 주위의 냄새를 15초 정도 맡는다.
음식, 빨래 등 주변의 냄새가 점차 느껴진다.

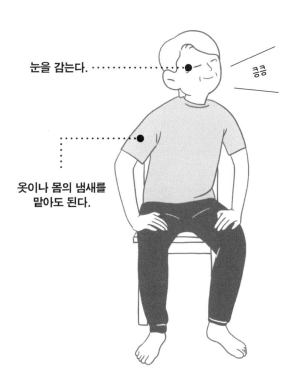

눈을 감는다. · · · · · · · · · · · · · · · ·

킁킁

옷이나 몸의 냄새를
맡아도 된다.

❹ 청각을 자극한다

청각에 집중한다. 주위의 소리를 15초 정도 듣는다.
지나다니는 차 소리, 새가 지저귀는 소리, 에어컨 소리 등을 들어 본다.

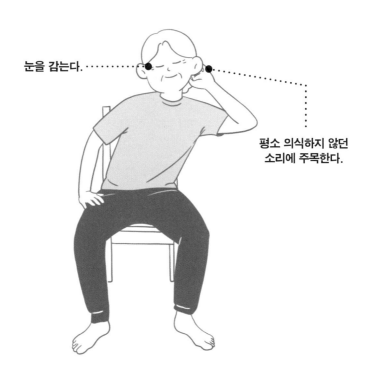

눈을 감는다. ·············

평소 의식하지 않던
소리에 주목한다.

체크
포인트 ❗ '눈에 보이는 붉은색 물건 5개 찾기' 등의 과제를 갖고 주위를 살펴보면 시각 자극이 됩니다. 식사 중에 눈을 감고 음식의 맛을 깊이 음미하는 행위는 미각을 자극할 수 있어요.

8

바지 올리고 내리고 운동

화장실에서 실천 1
어깨와 허리 강화 훈련

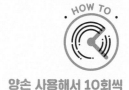

양손 사용해서 10회씩

화장실에서의 동작이 원활해지도록 운동하자

평소 화장실에서 어떻게 움직이는지 떠올려 보세요. 우선은 바지와 속옷을 잡고 내리고 올리는 동작을 합니다. 또 허리를 굽혀 변기에 앉는 동작, 볼일을 본 후에는 허리를 펴고 일어서는 움직임도 필요합니다.

　바지 올리고 내리고 운동은, 하반신의 옷을 입고 벗는다는 생각으로 어깨와 허리를 움직입니다. 화장실에 들어간 후 일련의 동작이 원활해지도록 하는 운동이니 연습해 보세요.

❶ 손을 허리에 댄다

두 발을 어깨너비로 벌리고, 두 손은 허리에 댄다.
손은 바지를 잡듯이 가볍게 쥔다.

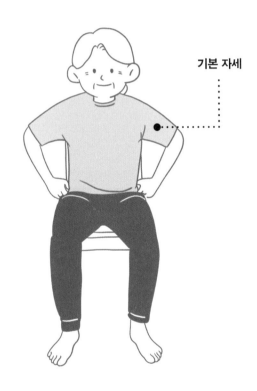

기본 자세

❷ 손을 발목까지 내린다

허리에 있던 두 손을 발목까지 내린다.
바지를 벗듯이 손을 내리고, 숨을 내뱉으면서 5초 동안 진행한다.

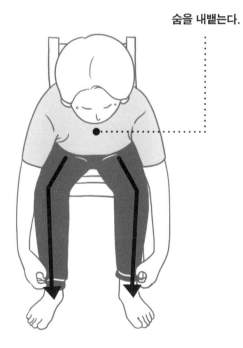

숨을 내뱉는다.

❸ 손을 허리까지 올린다

두 손을 발목에서 무릎을 지나 허리까지 올린다.
숨을 들이마시면서 5초 동안 진행한다.

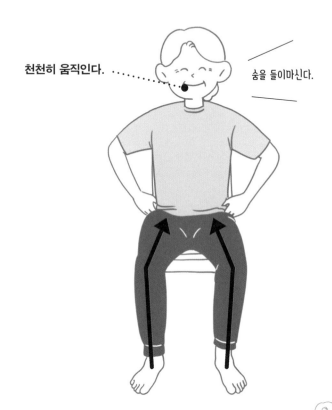

천천히 움직인다.

숨을 들이마신다.

체크
포인트 **!** ❷의 동작에서 허리에 통증이 느껴지면
손을 무릎 위치까지만 내리도록 하세요.

9

대변 보기
운동

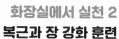

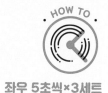

좌우 5초씩×3세트

매일 쾌변의 시원함을 느끼도록 운동하자

쾌변을 위한 복근이 필요합니다. 또한 변을 운반해주는 장 활동을 개선하는 것도 중요합니다.

대변 보기 운동은 팔과 다리를 움직이며 복근을 키워주고, 배 주위를 스트레칭합니다.

'잘 먹고 잘 싸는' 사이클을 만들기 위해서, 변비 예방과 개선을 위해 꼭 실천해 보세요.

❶ 오른쪽 무릎과 왼쪽 팔꿈치를 붙인다

오른쪽 무릎을 배 앞까지 들어 올린다.
오른쪽 무릎과 왼쪽 팔꿈치를 붙인 자세로 5초 동안 유지한다.

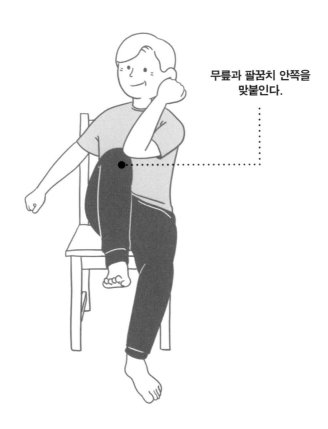

무릎과 팔꿈치 안쪽을
맞붙인다.

❷ 왼쪽 무릎과 오른쪽 팔꿈치를 붙인다

왼쪽 무릎을 배 앞까지 들어 올리고, 오른쪽 팔꿈치와 붙인 후
그 자세로 5초 동안 유지한다.

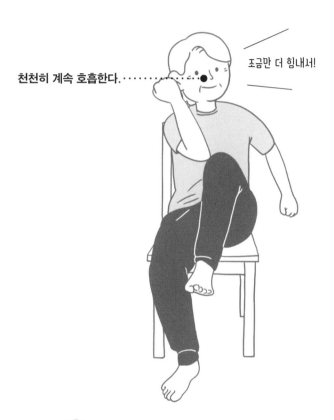

천천히 계속 호흡한다.

조금만 더 힘내서!

체크
포인트

❶, ❷의 동작은 무릎과 팔꿈치의 높이를 의식하며 진행하세요.
이때 복근에 힘이 들어가서 근육이 움직이는지도 확인하세요.

이 동작도 도전해 보세요!

동작을 취하는 데 여유가 있다면 ❶과 ❷의 동작에 허리 비틀기까지 추가해 5초를 더 유지한다. 점차 배에서 오는 신호와 효과를 느낄 수 있다. 이때 아프지 않은 범위 내에서 하면 된다.

변비를 개선하려면 운동과 더불어 규칙적인 생활, 식사 시에 음식물 꼭꼭 씹기, 충분한 수분 섭취, 식이섬유 섭취 등의 방법을 추가적으로 노력하는 것이 중요하다.

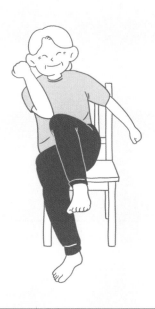

10
화장지 감기
운동

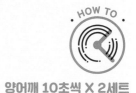

양어깨 10초씩 X 2세트

화장지를 둘둘 감아서 푸는 동작도 연습하자

볼일을 본 후에는 화장지를 풀어서 엉덩이를 닦지요. 이 동작 역시 운동을 통해 연습할 수 있습니다.

화장지 감기 운동은 몸을 좌우로 비튼 상태에서 손을 빙글빙글 돌립니다. 어깨와 복근을 단련하여 매일 경험하는 화장실에서의 동작이 더 편해지도록 몸을 만들어 봅시다. 몸을 비트는 동작은 장을 압박하여 자극하므로 쾌변에 도움이 됩니다.

❶ 몸을 오른쪽으로 비튼다

다리를 허리 너비만큼 벌린다.
하반신은 움직이지 않고 상반신만 오른쪽으로 비튼다.

천천히 계속해서
크게 호흡한다.

화장실 변기에 앉았다는
생각으로 유지한다.

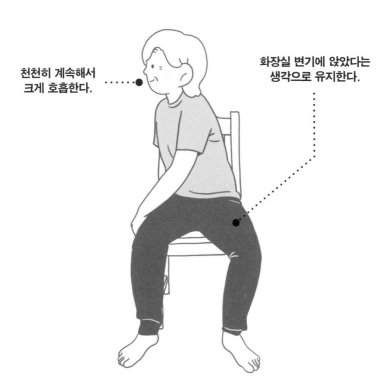

❷ 손을 빙글빙글 돌린다

10초 동안 두 손을 빙글빙글 돌린다.
화장지를 감아서 푸는 모습을 상상하며 진행한다.

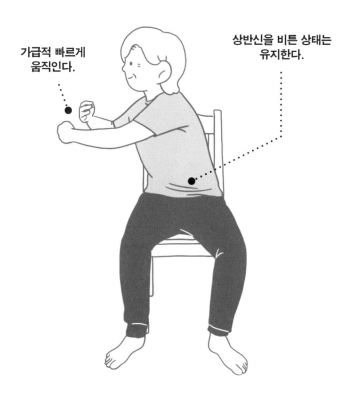

가급적 빠르게
움직인다.

상반신을 비튼 상태는
유지한다.

❸ 왼쪽으로도 반복한다

상반신을 왼쪽으로 비튼 상태에서 10초 동안 두 손을 빙글빙글 돌린다.

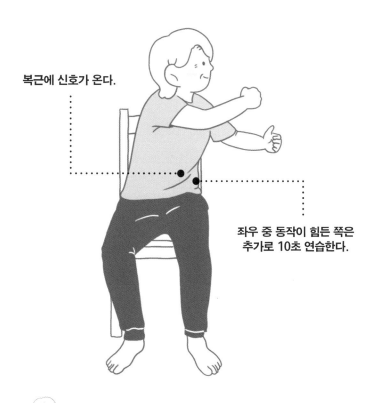

복근에 신호가 온다.

좌우 중 동작이 힘든 쪽은
추가로 10초 연습한다.

체크
포인트 ！ 상반신을 좌우로 비틀 때는 허리가 아프지 않을 정도의 위치에서
무리하지 말고 진행하세요. 복근을 사용하는 운동은 몸에 힘이
들어가므로, 무의식중에 호흡을 멈추는 경우가 있어요. 근육을 단련하기 쉬
운 상태로 만들기 위해서라도 호흡은 천천히 크게 지속하세요. 이때 의식적
으로 등을 쭉 펴주면 호흡이 수월해집니다.

11

엉덩이 닦기
운동

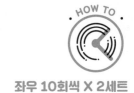

HOW TO

좌우 10회씩 X 2세트

엉덩이 들어 올리기와 팔을 돌리는 동작이 중요하다

엉덩이를 닦는 방식은 사람마다 다를지 모르지만, 엉덩이를 살짝 들어 올리고 손을 뒤로 가져가서 움직이는 기본적인 동작은 같습니다.

엉덩이 닦기 운동은 엉덩이를 들어 올린 상태에서 고관절 주위와 손을 움직이는 동작을 연습합니다. 화장실에서 볼일을 본 후에 직접 뒤처리를 할 수 있는 상태를 유지하기 위한 근력을 단련시켜줍니다.

❶ 오른쪽 엉덩이를 들어 올린다

오른쪽 엉덩이를 10cm 정도 들어 올린다.
배에 힘을 주고 균형을 유지한다.

골반의 움직임을
의식한다.

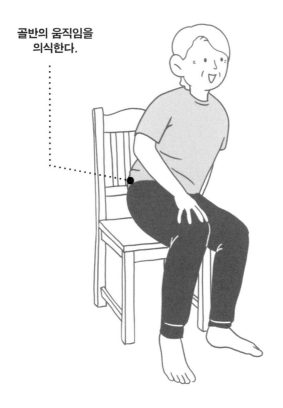

❷ 손으로 엉덩이를 쓰다듬는다

들어 올린 오른쪽 엉덩이에 오른손을 가져다 댄다.
원을 그리듯이 10회 쓰다듬는다.

**마사지하듯이
움직인다.**

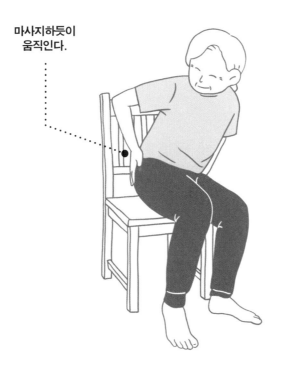

❸ 왼쪽 엉덩이도 쓰다듬는다

왼쪽 엉덩이를 들어 올리고 왼손을 가져다 댄 후, 원을 그리듯이 10회 쓰다듬는다.
좌우 중 움직이기 힘든 쪽을 확인한다.

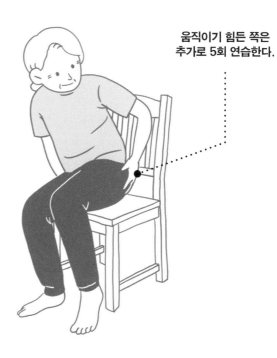

**움직이기 힘든 쪽은
추가로 5회 연습한다.**

**체크
포인트** 균형을 유지하기가 어려운 사람은 벽이나 탁자 등의 지지대에 손
을 댄 상태로 운동하세요. 지지대에 손을 댈 때 '가급적 손에 체
중을 싣지 않도록' 의식하면 자연스레 복근에 힘이 들어가기 쉬워집니다.
주로 사용하는 손이 아닌 손으로 엉덩이를 쓰다듬기가 조금 어렵게 느껴질
수도 있지만, 운동을 계속하여 근력이 생기면 점차 수월해질 겁니다.

12

쾌변 마사지
운동

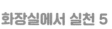

화장실에서 실천 5
변비 예방 훈련

원 그리며 15회

원을 그리며 자극하자

변비 예방에는 대장 활동이 중요해요. 쾌변 마사지는 손바닥으로 배를 자극하여 대장을 풀어줍니다. 배를 자극할 때는 대장의 모양을 머릿속으로 그리면서 살짝 압력을 가해 동그랗게 쓰다듬어요.

특히 장의 출구 부근의 'S자 결장'은 변이 쌓이기 쉬운 부분입니다. S자 결장을 의식해서 압력을 가해주면 장이 수축하여 변을 이동시키는 '연동 작용'이 촉진되어 쾌변을 보게 합니다.

효과적인 마사지를 위해 다음 그림에서 대장의 형태를 잘 확인해 보세요.

대장의 형태

장 속의 구불구불 굽은 길 구석진 곳에는
변이 쌓이기 쉬워요.

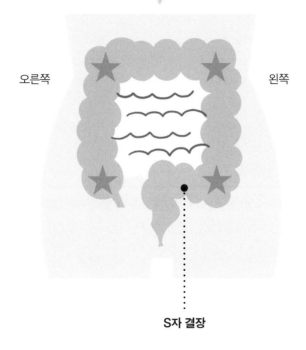

오른쪽

왼쪽

S자 결장

❶ 배에 압력을 가해 손을 움직인다

손을 배꼽에 대고 배에 압력을 가한다.
그대로 손을 오른쪽 골반 부근으로 이동시킨다.

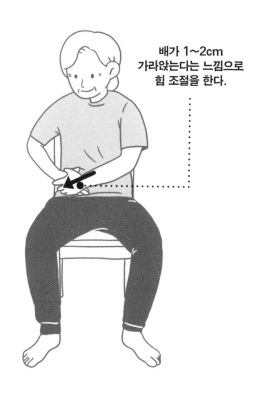

배가 1~2cm
가라앉는다는 느낌으로
힘 조절을 한다.

➋ 원을 그리며 손을 움직인다

배에 압력을 가한 채,
오른쪽 겨드랑이 → 명치 → 왼쪽 겨드랑이 → 왼쪽 골반 부근으로 손을 움직인다.

**손을 움직이는 방향이
중요하다.**

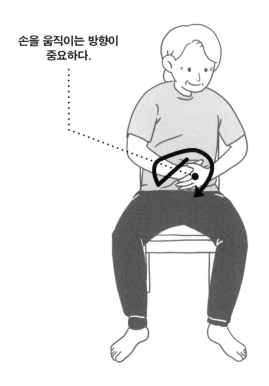

**체크
포인트** 변이 쌓이기 쉬운 S자 결장은 원을 그릴 때 마지막에 살짝 안쪽으로 들어가는 부분에 위치합니다. '변을 시원하게 보도록' 의식하면서 마지막까지 압력을 유지해 마사지하세요.

13

소변 실수 예방 운동

아랫배와 안쪽 허벅지 조이는 훈련

HOW TO

양손 사용해서 10초씩 X 2세트

소변 실수에 대한 불안을 해소하자

재채기할 때나 무거운 짐을 들 때처럼 예기치 못한 상황에 소변이 샐까 걱정해 본 적 있나요?

돌봄이 필요해지는 상황이나 몸이 많이 불편해지지 않도록 예방하기 위해서는 화장실에서 배출하는 힘도 중요하지만, 화장실에 들어갈 때까지 '새지 않도록 하는 힘'도 꼭 필요합니다.

소변이 새는 경우는 몇 가지 종류로 나뉘는데, 그중에는 요도를 조이는 역할을 하는 '골반저근'을 단련하면 좋아지는 것도 있어요. 소변 실수 예방 운동을 통해 아랫배와 안쪽 허벅지를 조이는 연습을 해 봅시다.

① 두 손으로 허벅지를 누른다

두 다리를 허리 너비로 벌리고 두 손을 교차시킨다.
교차시킨 두 손을 허벅지 안쪽에 놓고 힘을 주어 바깥으로 누른다.

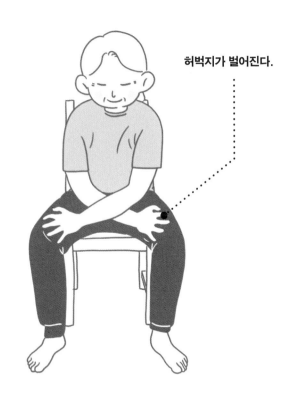

허벅지가 벌어진다.

❷ 허벅지를 안쪽으로 닫는다

손으로 미는 힘에 지지 않도록 허벅지 안쪽에 힘을 주어 손바닥을 밀어낸다.

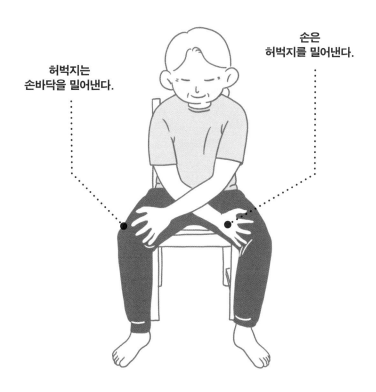

**허벅지는
손바닥을 밀어낸다.**

**손은
허벅지를 밀어낸다.**

❸ 항문을 조인다

❶, ❷의 동작에 더해 항문을 조여 준다. 그 상태로 10초 동안 유지한다.

천천히 계속 호흡한다.

아랫배에 신호가 느껴진다.

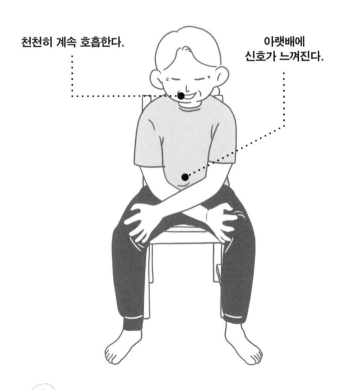

체크 포인트 ❗ 어깨, 아랫배, 안쪽 허벅지에 동시에 힘이 들어가므로 체력이 꽤 소모되는 운동입니다. 한 번에 2세트를 하기 힘든 사람은 아침, 저녁으로 나누어 진행해도 됩니다. 언제 하든 하루에 2세트는 꼭 하시기를 추천드립니다.

14

옷 갈아입기 운동

견갑골의 유연성 훈련

양팔 사용해서 10초씩 X 3세트

재빠르게 옷을 갈아입기 위한 운동이다

연세가 있으신 어르신들에게서 "옷을 빨리 갈아입지 못하게 되었다"는 고민을 자주 듣습니다. 이는 나이가 들면서 몸 전체의 유연성이 떨어져 관절의 동작에도 영향을 주게 되고 몸을 잘 움직일 수 없기 때문이라 여겨집니다.

옷 갈아입기 운동은 견갑골을 의식하여 팔을 움직이는 동작입니다. 상반신의 유연성을 높여 매일 겪는 옷 갈아입기를 수월하게 만듭시다.

❶ 팔을 교차시킨다

팔을 아래로 향하게 한 후 교차시키고, 허리에 가져다 댄다.
손가락은 옷을 잡는 모양을 취한다.

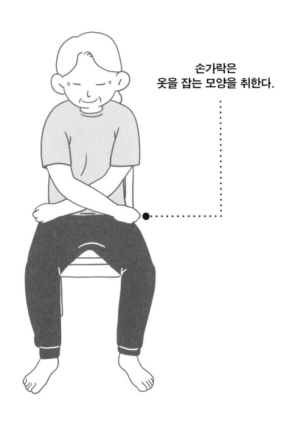

손가락은
옷을 잡는 모양을 취한다.

❷ 손을 올린다

두 팔을 교차시킨 상태로 어깨높이까지 올린다.

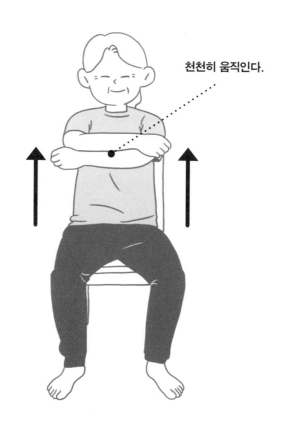

천천히 움직인다.

❸ 크게 기지개를 켠다

두 팔을 올려 크게 기지개를 켠다. ❶~❸의 동작을 10초 동안 진행한다.
교차시킨 손의 위아래 위치를 바꾸어 ❶~❸의 동작을 반복한다.

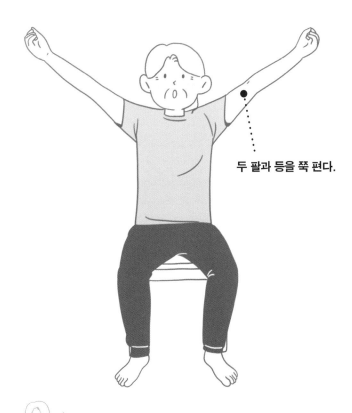

두 팔과 등을 쭉 편다.

체크
포인트 ❷, ❸의 동작에서 어깨를 올리는 것이 힘든 사람은 무리하지 말고 올라가는 위치까지만 진행하세요. 마지막에는 시원함을 느끼면서 기지개를 켜세요. 일어선 상태에서 하면 난이도가 더 높아집니다. 현기증에 주의하며 천천히 도전해 보세요.

15

단추 꾹꾹
운동

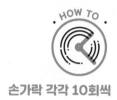

손가락 각각 10회씩

손끝의 힘을 기르자

셔츠 등의 옷을 갈아입을 때는 단추를 채우거나 풀기 위해 손끝을 섬세하게 사용하지요. 편안함만을 생각한다면 단추가 없는 옷을 고를 수도 있어요.

하지만 자신이 좋아하는 옷을 원하는 때에 입을 수 있다면 외출이 훨씬 더 즐거워지겠지요. 단추 꾹꾹 운동은 옷을 더 쉽게 갈아입을 수 있도록 손끝 동작의 힘을 길러줍니다.

❶ 엄지와 검지를 이용해 집기

엄지의 볼록한 배 부분과 검지의 배 부분을 맞춘다.
다음으로 엄지와 검지의 손끝을 맞추는 동작을 10회 반복한다.

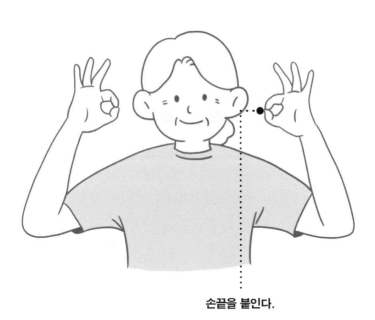

손끝을 붙인다.

❷ 다른 손가락으로도 반복한다

엄지와 중지, 엄지와 약지, 엄지와 새끼손가락도 ❶의 동작을 10회씩 반복한다.

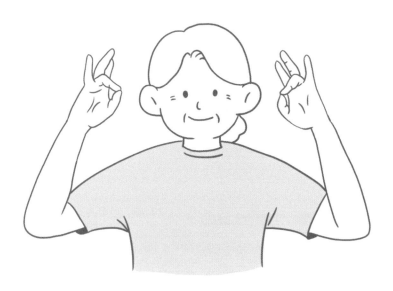

체크
포인트 ❗ 처음에는 손가락을 유연하게 움직이기 힘들지도 몰라요. 특별히 움직이기 힘든 손가락은 10회 정도 횟수를 늘려 연습하세요. 익숙해지면 속도를 높여 난이도를 조절하면 됩니다.

16

머리 싹싹
운동

양손 사용해서 10회씩 X 3세트

어깨를 제대로 올리고 몸단장 하자

머리를 감을 때는 어깨를 올리는 동작에 더해 팔꿈치나 손을 연동시킨 동작이 필요해요. 팔 전체를 연동시킨 동작은 빗 등으로 머리칼을 정리할 때도 사용됩니다.

머리 싹싹 운동은 팔을 들어 올린 상태에서 어깨나 손끝을 움직입니다. 언제까지나 단정함을 유지하기 위해 꼭 필요한 동작이니만큼 열심히 연습해 보아요.

❶ 머리 위에 손을 가져다 댄다

두 손의 손가락은 벌린 채로 머리 위에 대기시킨다.
손가락은 두피에 직접 대지 않고 조금 거리를 둔 상태를 유지한다.

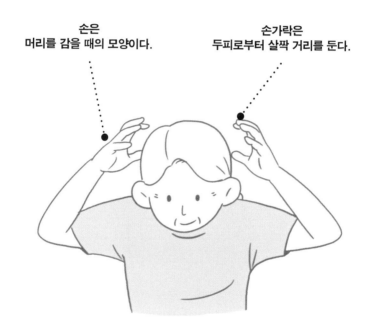

손은
머리를 감을 때의 모양이다.

손가락은
두피로부터 살짝 거리를 둔다.

> **체크 포인트 !** 어깨나 관절이 아프면 속도에 집착하지 말고 천천히 손을 움직이세요.

❷ 두 손을 앞뒤로 움직인다

두 손을 앞뒤로 섬세하게 10회 동안 움직인다.
두 손의 위치를 머리 앞, 뒤로 이동시킨다.

머리를 구석구석
깨끗이 감듯이 한다.

가급적
빠르게 움직인다.

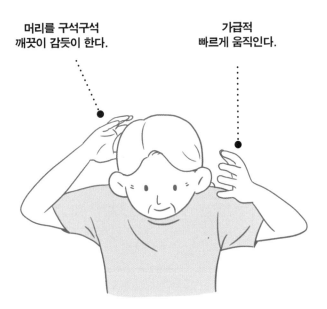

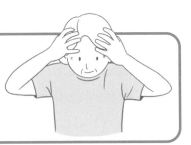

이 동작도 도전해 보세요!
머리에 손끝을 대고 움직이면 두피 마
사지도 된다. 기분 좋게 시원할 정도로
힘을 조절해가면서 움직인다.

17

온몸 싹싹
운동

좌우 10회씩

매일 목욕을 통한 효과를 실감하자

목욕을 하기 전에 왠지 겁이 났던 적은 없나요?

　그도 그럴 것이 목욕을 할 때는 몸의 이곳저곳을 굽혔다가 펴며 온몸을 씻다 보니 근력과 체력이 모두 필요합니다.

　온몸 싹싹 운동은 팔과 허리의 근력을 기르는 데 도움이 됩니다.

　얼마나 효과가 있을지 기대감이 생기고 다음 목욕 시간이 기다려질 거예요.

❶ 팔을 싹싹 움직인다

왼쪽 팔의 어깨에서 손끝까지, 오른손을 위아래로 10회 움직인다.
오른쪽 팔도 같은 동작을 10회 반복한다.

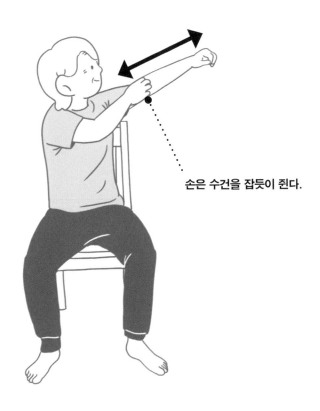

손은 수건을 쥐듯이 쥔다.

❷ 겨드랑이를 싹싹 움직인다

왼팔을 올리고 왼쪽 겨드랑이부터 허리까지 오른손을 위아래로 10회 움직인다.
오른팔을 올리고 왼손으로도 같은 동작을 10회 반복한다.

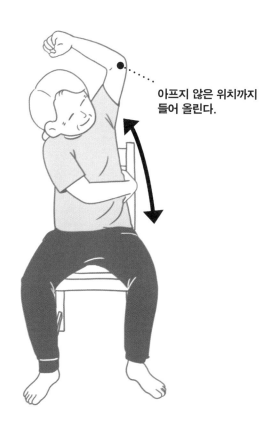

**아프지 않은 위치까지
들어 올린다.**

❸ 하반신을 싹싹 움직인다

왼쪽 다리의 허벅지부터 발끝까지 오른손을 위아래로 10회 움직인다.
왼손으로도 오른쪽 다리에 같은 동작을 10회 반복한다.

**구석구석 깨끗하게
씻는 느낌으로 한다.**

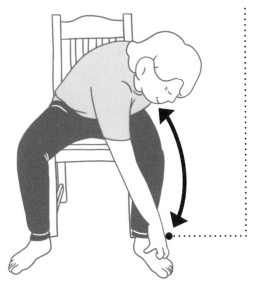

**체크
포인트** ❸의 동작은 균형을 잃기 쉬우므로, 의자에서 미끄러지지 않도록 주의하세요. 몸을 구석구석 깨끗이 씻는다는 생각으로 운동을 하면 평소 사용하지 않던 근육과 관절을 움직일 수 있습니다.

④ 손을 위로 대각선 방향으로 움직인다

오른손은 오른쪽 어깨, 왼손은 왼쪽 겨드랑이 부근에 위치시킨다.
오른손을 위로 대각선 방향으로 움직이고, 잡아당기듯이 왼손도 움직인다.

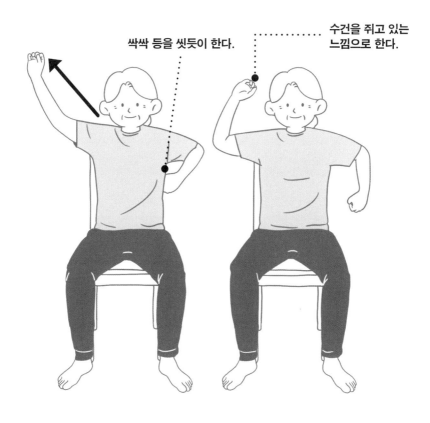

싹싹 등을 씻듯이 한다.

수건을 쥐고 있는
느낌으로 한다.

체크
포인트 ❗ ④, ⑤의 등을 씻을 때의 이미지가 잘 연상되지 않는 분은 실제로
수건을 사용해 움직여 보세요.

⑤ 손을 아래로 대각선 방향으로 움직인다

왼손을 아래 대각선 방향으로 움직이고, 잡아당기듯이 오른손도 움직인다.
④, ⑤의 동작을 10회 반복한 후에는,
왼쪽과 오른쪽 손의 위치를 바꾸어 10회 더 반복한다.

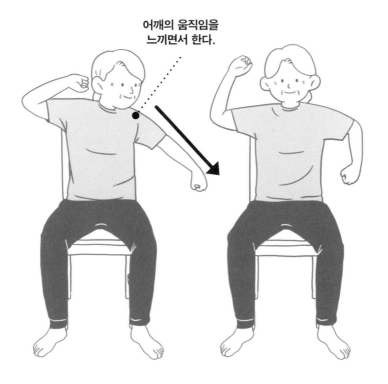

어깨의 움직임을
느끼면서 한다.

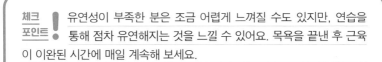

체크
포인트 **!** 유연성이 부족한 분은 조금 어렵게 느껴질 수도 있지만, 연습을
통해 점차 유연해지는 것을 느낄 수 있어요. 목욕을 끝낸 후 근육
이 이완된 시간에 매일 계속해 보세요.

18

발성
운동

목구멍 근력 강화 훈련

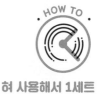

혀 사용해서 1세트

입속은 어떻게 변화할까?

나이가 들면 침의 분비량이 줄어들고, 입속과 목구멍의 근력이 저하합니다. 침 분비가 줄어들면 소화가 잘 안 되고, 입속도 마르기 때문에 음식물을 입에서 목으로 운반하기가 어려워요.

또 목구멍의 근력이 저하하면 목에 음식물이 잘 걸리고, 잘못해서 기관지로 들어가는 일이 일어나기도 하지요. 발성 운동을 통해 음식물을 잘씹고 잘 삼키는 기능을 유지하고 개선해 보다 안전한 식사를 즐기세요.

❶ 연속해서 파, 타, 카, 라를 발성한다

'파', '타', '카', '라'를 한 글자씩 정성껏 10회씩 발성한다.

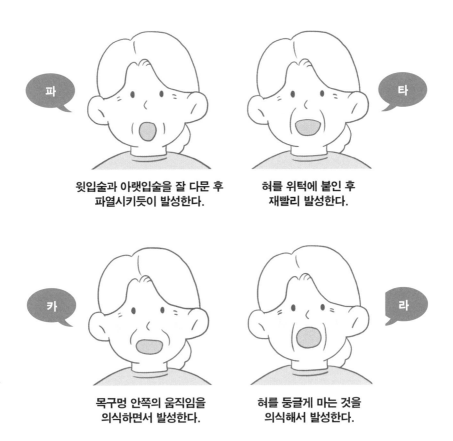

파
윗입술과 아랫입술을 잘 다문 후
파열시키듯이 발성한다.

타
혀를 위턱에 붙인 후
재빨리 발성한다.

카
목구멍 안쪽의 움직임을
의식하면서 발성한다.

라
혀를 둥글게 마는 것을
의식해서 발성한다.

❷ 파, 타, 카, 라에 혀의 동작을 가미한다

"파", 메롱, "타", 메롱, "카", 메롱, "라", 메롱 하고
혀를 내미는 동작을 5회 반복한다.

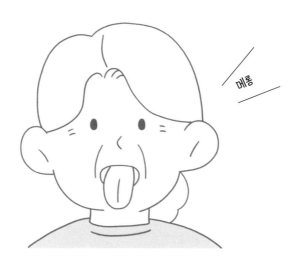

메롱

체크 포인트 ! '파'는 입을 다무는 근육이 단련되어 입속의 음식물을 흘리지 않고 먹는 힘을 기를 수 있어요. '타'는 혀로 음식을 눌러 으깨거나 목구멍으로 운반하는 동작을 단련시킵니다. '카'는 음식물을 삼킬 때 뿐만 아니라 목에 음식물이 걸릴 때에도 해소하는 힘을 기를 수 있습니다. '라'는 음식물을 목구멍 안쪽으로 옮기는 힘이 생기고 삼킬 때 도움이 됩니다.

19

젓가락질이
쉬워지는
운동

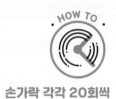

손가락 각각 20회씩

먹는 즐거움을 유지하자

나이가 들면 손가락을 섬세하게 움직이기가 어려워져 수저를 사용해 식사하는 것이 힘들게 여겨지기도 해요.

젓가락질이 쉬워지는 운동은 두 손의 손가락을 빙글빙글 돌리는 동작을 연습합니다. 틈새 시간을 이용해 언제, 어디서든 할 수 있으며 익숙해지면 손가락을 보지 않고도 쉽게 움직일 수 있어요.

운동을 통해 '자력으로 식사할 수 있는 상태'를 유지하고 언제까지나 식사의 즐거움을 느끼세요.

❶ 손끝을 돌린다

두 손의 손가락들의 볼록한 배 부분을 모두 맞춘다.
엄지끼리 빙글빙글 10회 돌린 후, 반대 방향으로도 10회 돌린다.

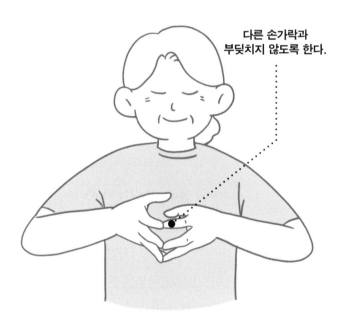

**다른 손가락과
부딪치지 않도록 한다.**

❷ 다른 손가락으로도 반복한다

검지끼리, 중지끼리, 약지끼리, 새끼손가락끼리 ❶의 동작을 반복한다.

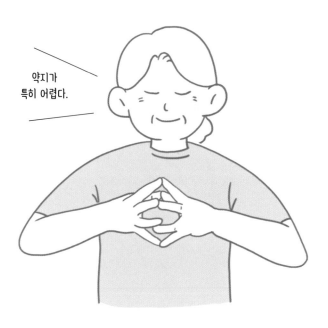

약지가
특히 어렵다.

체크
포인트 **!** 안쪽의 손가락 모습입니다. 돌리는
손가락 이외에는 손가락의 볼록한
배 부분을 서로 맞춰둡니다.

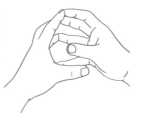

**움직이기 힘든 손가락은
추가로 10회 연습합니다.**

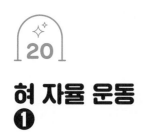

혀 자율 운동 ❶

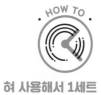

혀 사용해서 1세트

잘못 삼킴을 예방하자

입 주변이나 목의 근력이 떨어져 침이나 음식물이 기관으로 잘못 들어가 버릴 때가 있습니다. 이는 폐렴의 원인이 되기도 해요.

평소 혀를 자주 움직이면 입 주변의 근력 저하를 방지하고, 침도 잘 분비되므로 음식물을 잘못 삼키거나 흘리는 일 등을 줄일 수 있어요. 특히 효과를 보기 쉬운 식사 전에 혀 자율 운동 ❶을 습관화해 봅시다.

❶ 혀를 위아래로 움직인다

혀를 가급적 앞으로 내밀고 위아래로 10회 움직인다.

턱과 코에 닿을 정도로 움직인다.

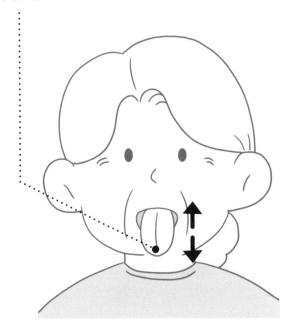

❷ 혀를 좌우로 움직인다

혀를 앞으로 내밀고 좌우로 10회 움직인다.

**볼에 닿을 정도로
크게 움직인다.**

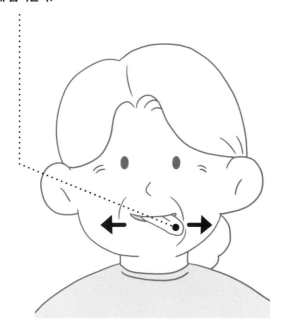

❸ 혀를 돌린다

혀를 앞으로 내밀고 시계 방향으로 5회, 반시계 방향으로 5회 돌린다.

크게 회전시킨다.

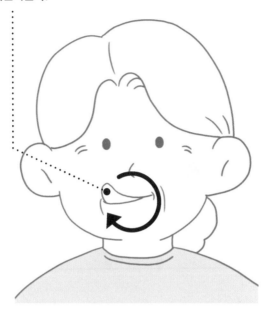

체크 포인트 ❗ 입만 움직여서 할 수 있는 운동이기 때문에 몸을 움직이기 불편한 분이라도 따라 하실 수 있어요. 입 주변 근육이 움직이는 감각, 침이 분비되는 것을 확인하며 움직여 보세요. 운동을 할 때는 음식물을 잘 씹어서 삼키는 자신의 모습을 그리면서 따라 해 보세요.

21

혀 자율 운동 ❷

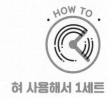

혀 사용해서 1세트

구강 환경은 물론, 언어 유창성에도 효과적이다

혀는 음식물을 식도로 운반하는 것 외에도 다음의 역할을 합니다.

- 입속을 청소한다.
- 발성 시에 유창하게 말하도록 돕는다.

혀 자율 운동 ❷에서는 혀가 입안에서 하는 활동에 주목해 연습해 봅시다. 혀를 활발히 움직여 구강 건강을 유지하고, 앞으로도 즐겁게 수다를 떨 수 있는 상태를 만드세요.

❶ 혀를 잇몸 따라 움직인다

혀를 윗입술과 잇몸 사이에 넣고 좌우로 10회 움직인다.
아랫입술과 잇몸 사이에서도 같은 동작으로 10회 반복한다.

입은 다문 상태로 한다.

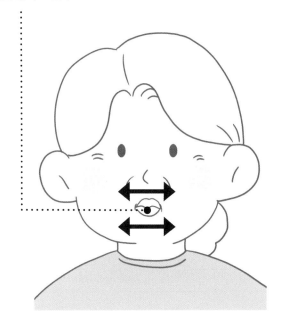

❷ 입속에서 혀를 좌우로 움직인다

혀로 볼을 밀어내며 좌우로 10회 움직인다.

힘껏 볼을 밀어낸다.

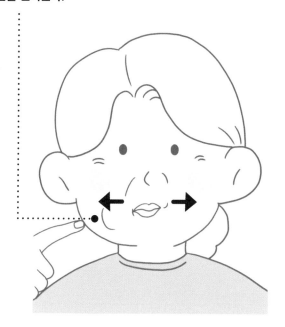

❸ 혀를 입속에서 회전시킨다

혀를 시계 방향과 반시계 방향으로 5회씩 돌려준다.
위아래의 잇몸을 어루만지듯이 움직인다.

한 바퀴 돌기 완료!

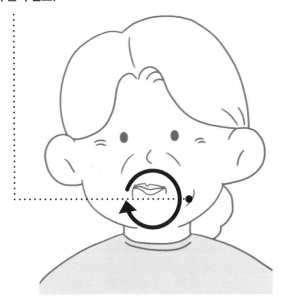

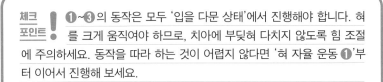

**체크
포인트** ❶~❸의 동작은 모두 '입을 다문 상태'에서 진행해야 합니다. 혀
를 크게 움직여야 하므로, 치아에 부딪혀 다치지 않도록 힘 조절
에 주의하세요. 동작을 따라 하는 것이 어렵지 않다면 '혀 자율 운동 ❶'부
터 이어서 진행해 보세요.

22

침 꿀꺽
운동

3회 삼킴 1세트

침만 삼켜도 근력이 자란다

잘못 삼키거나 목멤을 예방하려면 목구멍을 움직여 근력을 단련해야 합니다.

침 꿀꺽 운동은 입속에 침을 모아 삼키는 동작을 연습합니다.

침이 잘 나오는 상태로 만들어 두려면 앞에 소개한 '혀 자율 운동 ❶', '혀 자율 운동 ❷'와 세트로 진행하면 좋습니다.

❶ 침을 삼킨다

입속에 침을 모은 후 꿀꺽 삼킨다.

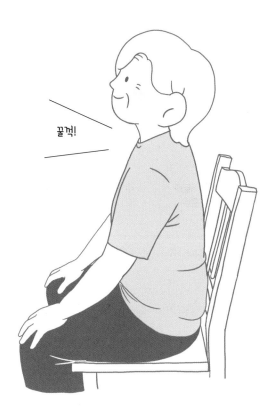

❷ 침을 계속 삼킨다

침을 모아서 2, 3회 계속 삼킨다.
두 번째부터는 입속에 침이 잘 고이지 않으므로, 혀를 움직여 침을 모은다.

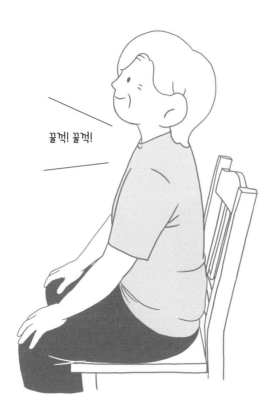

꿀꺽! 꿀꺽!

! 침이 나오지 않아 침을 삼키기가 어렵다면 침 삼킬 때 필요한 근
력이 저하되어 있는지도 몰라요. 그럴 때는 식사를 하기 전에 침
꿀꺽 운동을 습관화하고 매일 꾸준히 연습해 봅시다. 침이 나오지 않아 삼
키기 어려울 때는 관자놀이, 귀밑부터 턱까지의 선, 턱밑을 자극하며 침샘
마사지를 해 주세요.

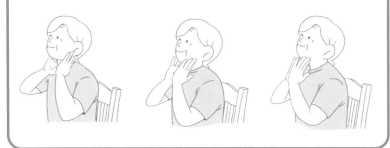

23
구석구석
반짝반짝
운동

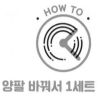

실생활에서 실천 3
팔의 근력 강화 훈련

양팔 바꿔서 1세트

일상의 청소 동작이 편해진다

청소를 하려면 몸의 균형을 잡고 팔을 펴서 움직이는 근력이 필요합니다.

구석구석 반짝반짝 운동은 방을 청소하는 모습을 상상하며 몸을 움직이는 거예요.

생활에 필수적인 청소 동작이 편해지면, 방도 기분도 상쾌한 상태를 유지할 수 있습니다.

❶ 창문을 닦듯이 움직인다

오른팔을 오른쪽 대각선 위로 편다.
왼쪽으로 미끄러지듯 움직인 후에 조금씩 아래로 내려와서
다시 오른쪽으로 미끄러지듯 움직인다.
몸을 구부려 무릎 아래까지 반복한다.

큰 창문을 닦듯이 한다.

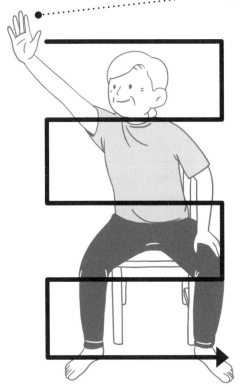

**같은 동작을
왼팔로도 반복한다.**

❷ 탁자를 닦듯이 움직인다

배 높이에서 오른팔을 오른쪽 앞의 대각선 방향으로 편다.
손을 당겨서 왼쪽으로 조금씩 옮긴 후 다시 앞으로 팔을 뻗는다.
왼팔로도 같은 동작을 반복한다.

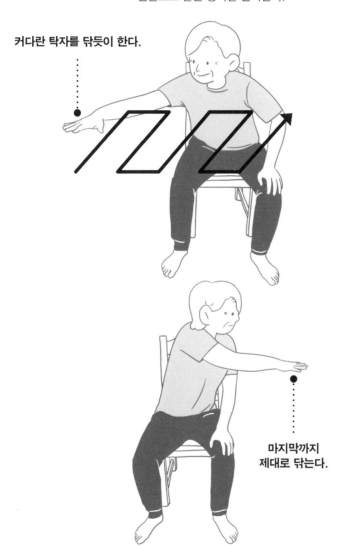

커다란 탁자를 닦듯이 한다.

마지막까지
제대로 닦는다.

❸ 청소기를 돌리듯이 움직인다

오른손으로 가볍게 주먹을 쥐고 팔을 크게 앞으로 뻗는다.
손을 당겨 왼쪽으로 조금씩 옮긴 후 다시 앞으로 팔을 뻗는다.
왼팔로도 같은 동작을 반복한다.

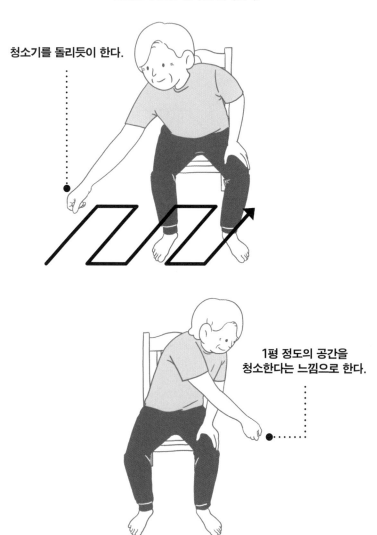

청소기를 돌리듯이 한다.

1평 정도의 공간을
청소한다는 느낌으로 한다.

24

꿀잠 운동

몸와 머리를 이완하는 훈련

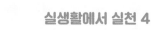

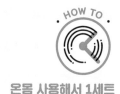

온몸 사용해서 1세트

잠들기 전에 최적의 운동이다

이 책에서 소개하는 운동 중에는 근육이나 뇌를 활성화시키는 것이 많아요. 어떤 운동이든 근력 향상 및 뇌의 활성화에 아주 좋습니다. 다만 잠들기 직전에 하면 몸도 머리도 잠에서 깨어버려 잠들기 쉽지 않을 수도 있어요.

꿀잠 운동은 머리와 몸을 이완시키는 동작을 연습합니다. 온몸에 힘을 빼고 마음을 편히 먹으면, 숙면을 위한 준비는 끝납니다.

❶ 상반신에 힘을 준다

양어깨를 쑥 끌어올려 몸 전체를 수축시킨다.
"후" 하고 소리를 내며 힘을 주고 5초 동안 자세를 유지한다.

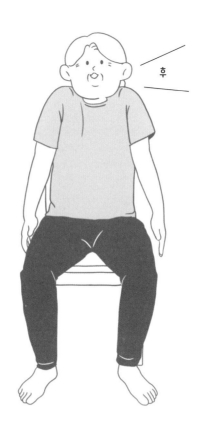

후

❷ 상반신을 이완시킨다

툭 하고 어깨를 떨어뜨리며 힘을 뺀다.
이때 몸을 이완시킨다.

힘을 완전히 뺀다. ·········

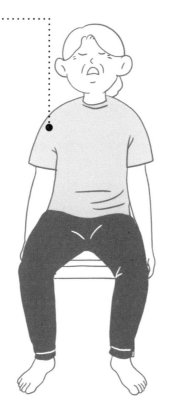

❸ 관절을 흔들어준다

손목, 팔꿈치, 어깨의 순서로 팔 전체를 흔들어준다.

흔들흔들

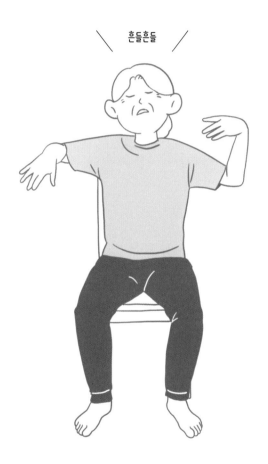

④ 다리 전체를 흔들어준다

두 다리를 올린다.
발목, 허벅지를 흔들흔들 움직인다.

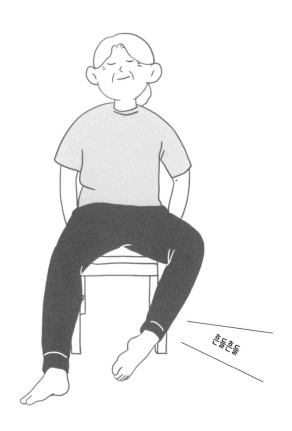

흔들흔들

❺ 몸통을 흔들어준다

몸통을 좌우로 흔들어 온몸을 이완시킨다.

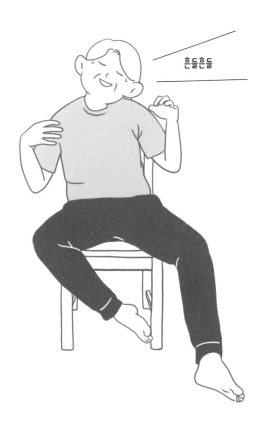

흔들흔들

❻ 크게 심호흡한다

눈을 감고 코로 크게 숨을 들이마시고 입으로 크게 내뱉는다.
호흡에만 집중한다.

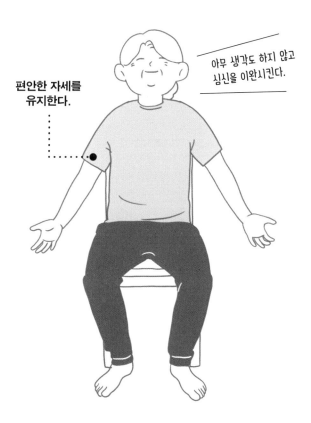

편안한 자세를
유지한다.

아무 생각도 하지 않고
심신을 이완시킨다.

CHAPTER 3

일상 속 물건을 활용한
업그레이드 시니어 운동법

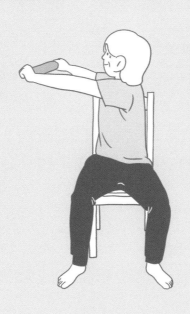

도구로 시니어 운동법을 업그레이드 하자

지루해지는 것을 방지하자

CHAPTER 3에서는 주변에 흔히 볼 수 있는 물건들을 활용한 운동을 소개합니다. 도구를 사용해 평소 움직이지 않던 신체 부위를 자극하거나, 기존의 운동보다 더 강도를 많이 주어 지루함을 방지해 보세요.

그날그날의 몸 상태에 맞춰 CHAPTER 2의 운동법에 추가할 운동을 골라 실천하면 됩니다.

준비할 도구는 단 세 가지다

운동에 사용할 도구는 페트병, 수건, 신문입니다. 운동을 하기 전에 도구의 사용법에 대해 설명할게요.

주변에서 쉽게 찾을 수 있는 도구를 이용하면 일부러 비싼 운동 기구를 사지 않아도 되니 좋아요. 부담 없이 운동을 시작할 수 있으니, 결과적으로 매일 꾸준한 운동으로 이어지겠지요.

근육 단련에 늦은 때란 없다

근육의 양은 30대부터 감소하기 시작하여, 여든 무렵이면 40%나 줄어든다고 합니다. 단, 나이가 들어도 올바른 근육 트레이닝을 지속하면 근육량을 유지하고 향상시킬 수도 있다고 알려져 있어요. 나이가 들었다고 포기하지 말고, 시니어 운동법을 통해 즐겁게 몸을 움직여 봅시다.

페트병을 이용하자

악력을 위해 페트병을 들자

페트병을 사용하는 운동은 주로 허리 위쪽의 상반신을 단련시킵니다. 악력을 키우는 것도 목적 중 하나예요. 악력은 온몸의 근력과도 깊은 연관이 있기에 온몸의 근육량을 알기 위한 지표가 됩니다.

근력 저하가 걱정된다면 운동을 하며 페트병을 떨어뜨리지 않도록 쥐고 있기만 해도 악력 훈련에 도움이 돼요.

페트병을 덤벨처럼 사용하자

페트병을 덤벨처럼 활용해 움직입시다. 페트병에는 그날의 몸 상태에 따라 물의 양을 조절해서 넣어 주세요. 물론 처음에는 빈 상태도 괜찮습니다. 페트병 운동에 익숙해지면 점차 안에 넣는 물의 양을 늘려 운동의 강도를 높여 주세요.

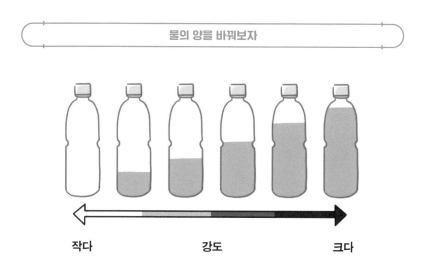

물의 양을 바꿔보자

작다   강도   크다

3

팔꿈치
굽혔다 펴기
운동

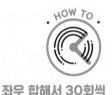

좌우 합해서 30회씩

팔꿈치를 굽히고 펴는 동작이 원활해진다

이제부터 연습할 운동은 페트병을 덤벨처럼 사용합니다. 팔꿈치를 굽히고 펴는 근육, 어깨, 가슴을 단련하여 동작이 원활해지도록 연습하세요.
예를 들면 일상생활에서는 다음과 같은 상황에서 도움이 됩니다.

- 장바구니 들기
- 빨래 널기
- 걷기
- 손주 안아주기

❶ 페트병을 잡는다

두 손으로 각각 페트병을 잡는다.
팔을 몸쪽으로 붙인 상태에서 양 팔꿈치를 굽힌다.

**팔꿈치를
90도로 굽힌다.**

**손바닥이 위를
향하도록 한다.**

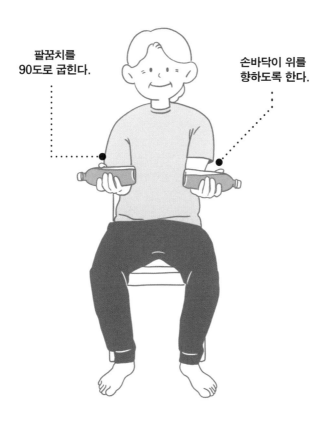

❷ 팔을 움직인다

팔을 한쪽씩 위아래로 움직인다.
좌우 30회 반복한다.

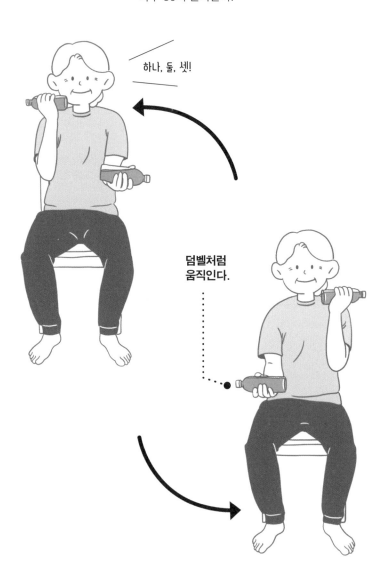

하나, 둘, 셋!

덤벨처럼
움직인다.

4

셰이크
운동

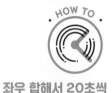

좌우 합해서 20초씩

❶ 페트병을 잡는다

두 손으로 페트병을 잡고 팔을 몸쪽으로 붙인 후, 팔꿈치를 굽힌다.

**팔꿈치는
90도로 굽힌다.**

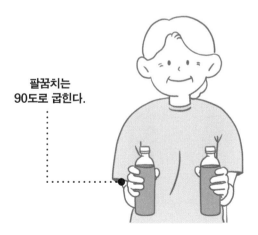

❷ 손을 위아래로 흔든다

페트병을 위아래로 흔든다.
20초 동안 가급적 빠르게 손을 움직인다.

위아래로
흔든다.

흔들흔들

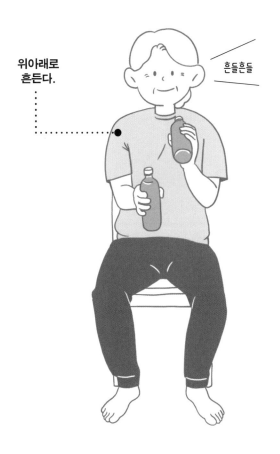

5

두 팔 벌리기
운동

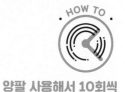

양팔 사용해서 10회씩

❶ 페트병을 잡는다

두 손으로 각각 페트병을 잡는다.
양팔을 가슴 앞에서 뻗는다.

**팔꿈치를
너무 바짝 펴지 않는다.**

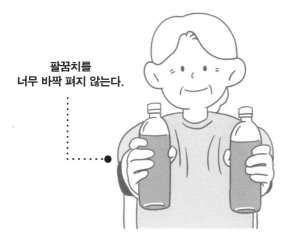

❷ 가슴을 편다

두 팔을 옆으로 크게 벌렸다가
❶의 상태로 되돌아가는 동작을 10회 반복한다.

가슴을 펴듯이 벌린다.

천천히 크게 움직인다.

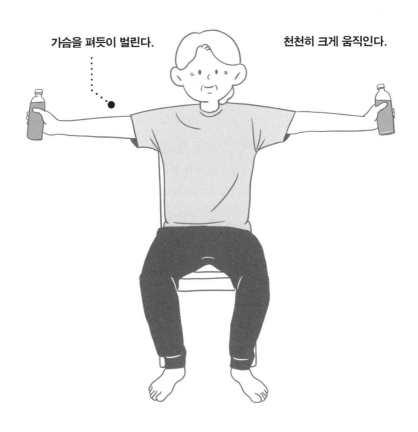

6

오르락내리락
운동

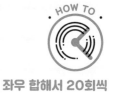

좌우 합해서 20회씩

① 페트병을 잡는다

두 손으로 각각 페트병을 잡는다.
팔꿈치를 굽혀 페트병이 어깨 가까이 오도록 한다.

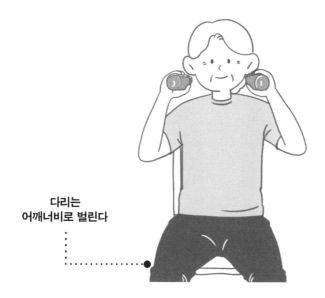

다리는
어깨너비로 벌린다

❷ 팔을 뻗는다

한쪽씩 팔을 위아래로 움직인다.
좌우 합해서 20회 반복한다.

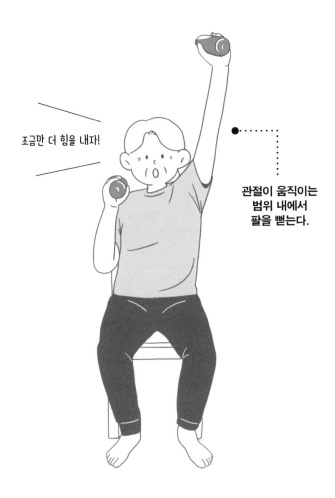

조금만 더 힘을 내자!

관절이 움직이는
범위 내에서
팔을 뻗는다.

7 손목 비틀기 운동

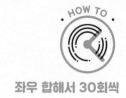

좌우 합해서 30회씩

손목이 움직이는 범위를 넓게 유지시키자

손목 비틀기 운동은 500ml의 페트병 2개를 사용해 손목을 비트는 동작을 연습합니다. 손목의 관절이 움직이는 영역을 넓게 유지시켜 보세요. 일상생활에서는 다음과 같은 상황에서 도움이 됩니다.

- 밥그릇 들기
- 젓가락 사용하기
- 문손잡이 돌리기
- 열쇠로 잠그고 열기

① 페트병을 잡는다

두 손으로 페트병을 잡고 팔을 몸쪽으로 붙인 후 팔꿈치를 굽힌다.

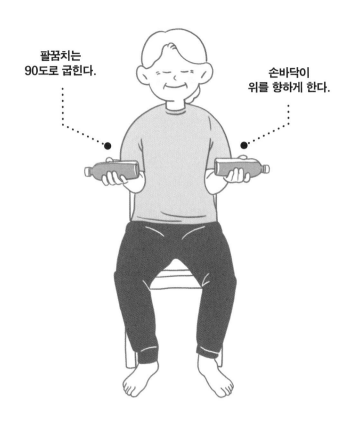

팔꿈치는
90도로 굽힌다.

손바닥이
위를 향하게 한다.

❷ 손목을 비튼다

페트병을 안쪽으로 넘어뜨리듯이 움직여 손목을 비튼다.
❶의 상태로 되돌려, 30회 반복한다.

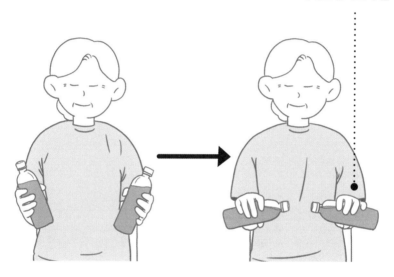

**손바닥이
아래로 향하도록 한다.**

**체크
포인트** ! 무릎이나 허리 등 신체 일부를 잘 움직이지 못하는 분이라도 따라 할 수 있는 운동입니다. 관절은 꾸준히 움직여주지 않으면 가동 범위가 줄어드니, 가급적 매일 움직이는 습관을 기릅시다.

8

복싱 운동

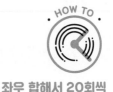

좌우 합해서 20회씩

펀치를 날리며 스트레스를 해소하자

집에 있는 시간이 늘수록 왠지 모르게 기분이 가라앉지는 않으신가요?
원인은 어쩌면 운동 부족일지도 모릅니다. 운동량을 늘려 스트레스를 해
소하고 식욕 증가, 양질의 수면이라는 세 마리 토끼를 잡아 보세요.

 복싱 운동은 500ml의 페트병 2개를 사용해 펀치 동작을 연습하는 것
입니다. 평소의 스트레스를 눈앞에 토해내고 날려버린다는 마음으로 따
라 해 보세요.

❶ 페트병을 잡는다

두 손으로 페트병을 쥐고 가슴 높이 정도로 올린다.

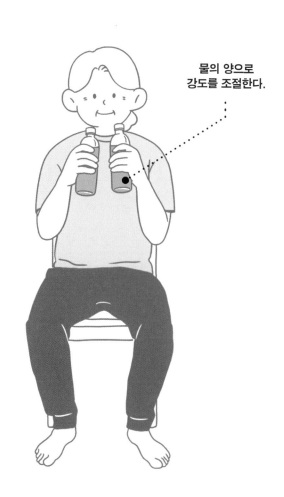

**물의 양으로
강도를 조절한다.**

❷ 번갈아 펀치를 날린다

한쪽씩 번갈아 가면서 펀치를 날린다.
좌우 합해서 20회 반복한다.

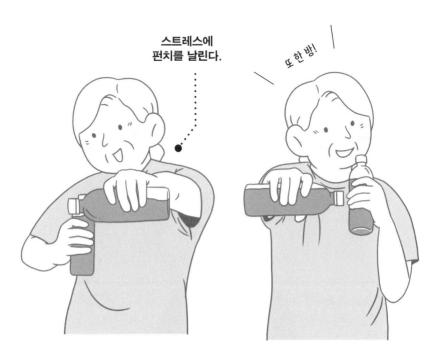

스트레스에
펀치를 날린다.

또 한 방!

체크
포인트 ! 팔꿈치를 너무 뻗어서 휘어지면 팔꿈치 관절이나 인대에 부담이
가는 '과신전'을 일으킵니다. 펀치를 날릴 때는 팔을 너무 뻗다가
다치는 일이 없도록 주의하세요.

수건을 이용하자

수건으로 유연성을 높이자

부드러운 수건은 다칠 위험이 적어서 운동에 안성맞춤인 도구입니다.

수건을 이용한 운동은 나이가 들어 유연성이 떨어진 근육과 관절을 천천히 펴줍니다. 굳은 근육을 풀어 혈액 순환을 개선하고, 유연성을 키워봅시다. 어깨 결림이나 굽은 등이 걱정되는 분들에게 특별히 더 추천합니다.

다양한 운동법이 나온다

길이 80cm 정도의 수건을 준비합니다. 수건을 이용해서 운동을 할 때는 수건을 잡아당기거나 꽉 쥐는 등의 동작을 해요.

수건을 묶을 때는 나중에 수월하게 풀 수 있도록 너무 세게 묶지 않는 편이 좋습니다.

실은 이러한 운동 준비 단계부터 이미 운동은 시작되었다고 보면 됩니다. 수건의 네 귀퉁이가 말리지 않도록 펼치기, 깔끔하게 묶었다가 풀기, 정성껏 감기 등의 동작을 생각하며 준비하다 보면 집중력 향상에도 도움이 됩니다.

체크
포인트 ❗ 수건을 사용하면 '지렛대의 원리'가 작용하여 큰 힘을 주지 않아도 스트레칭에 충분한 힘이 가해집니다. 집에서는 항상 수건을 목에 걸고 지내면서 틈틈이 운동할 준비를 해두는 것도 좋습니다.

10

상반신 쭉쭉
운동

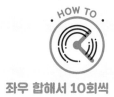

상반신 단련 7
등 근육 강화 훈련

HOW TO

좌우 합해서 10회씩

구부정한 자세를 예방하자

허리가 많이 굽으면 등**뼈** 골절의 위험이 커지고, 내장이 압박을 받아 식
욕이 저하되는 등의 영향도 나타납니다. 이렇게 구부정해지는 것은 뼈
전체가 휜 사람도 있지만, 등 근육을 지지하는 근력이 저하되었기 때문
일 수도 있습니다. 후자의 경우라면 상반신 단련을 통해 개선될 가능성
이 있어요.

　현재 몸이 매우 구부정한 분은 바른 자세를 통해 허리가 굽는 것을 예
방하겠다는 생각을 가집시다. 상반신 쭉쭉 운동은 수건을 사용해 등과
겨드랑이의 유연성을 높여줍니다. 스트레칭하는 느낌으로 할 수 있으니,
목욕을 끝내고 몸이 부드러운 시간대에 따라 해 보세요.

❶ 상반신을 좌우로 비튼다

수건의 양 끝을 잡고 두 팔을 앞으로 쭉 뻗는다.
두 팔을 뻗은 상태에서 상반신을 좌우로 10회 비튼다.

수건을 느슨하게
잡지 않는다.

팔은 너무 바짝
뻗지 않는다.

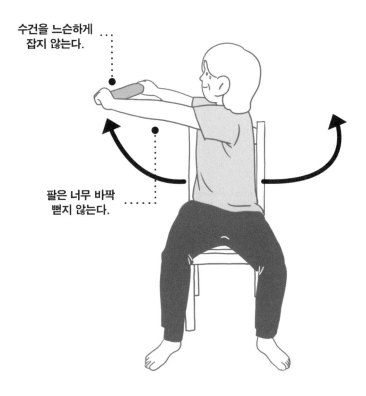

② 상반신을 좌우로 넘어뜨린다

수건의 양 끝을 잡고 가급적 높이 들어 올린다.
좌우로 10회씩 넘어뜨린다.

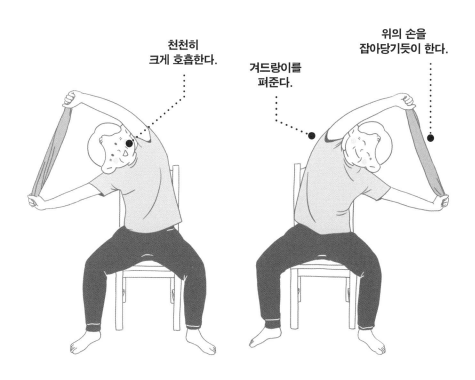

천천히
크게 호흡한다.

겨드랑이를
펴준다.

위의 손을
잡아당기듯이 한다.

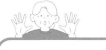

체크
포인트 **!** 따라 하는데 힘들지 않은 분은 서서 운동해 봅시다. 등과 허리가
더 펴진다는 생각이 들 거예요. 균형을 잡는 트레이닝도 되니 넘
어짐 예방에도 도움이 됩니다.

11

수건 당기기
운동

다섯 손가락 사용해서 3세트

❶ 수건을 잡는다

수건의 양 끝을 잡고 두 팔을 앞으로 뻗는다.
손가락 힘만 사용해 수건을 전부 끌어올린다.

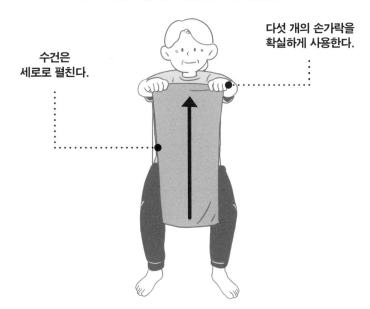

다섯 개의 손가락을
확실하게 사용한다.

수건은
세로로 펼친다.

❷ 수건을 내려준다

손가락 힘으로 조절하며 끌어올린 수건을 조금씩 내려준다.

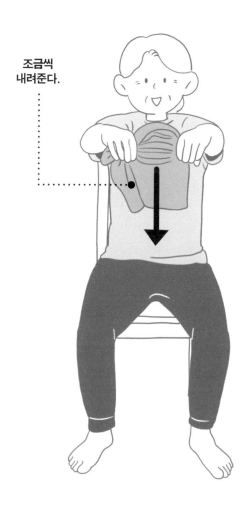

조금씩
내려준다.

12

수건
빙글빙글 털기
운동

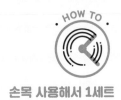

손목 사용해서 1세트

① 수건을 돌린다

오른손으로 수건의 끝을 잡고 빙글빙글 돌리는 동작을 좌우 10초씩 진행한다.

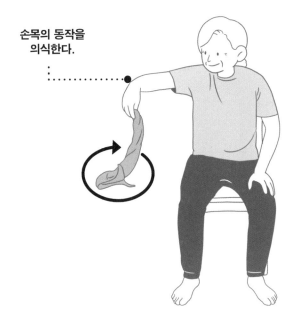

**손목의 동작을
의식한다.**

❷ 수건을 크게 턴다

수건의 양 끝을 잡고 머리 위로 들어 올렸다가 털어준다.
수건 바람이 생기도록 10회 진행한다.

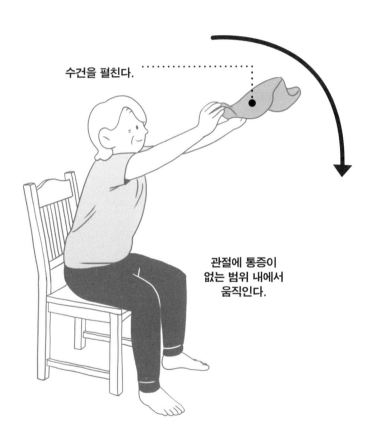

수건을 펼친다.

관절에 통증이
없는 범위 내에서
움직인다.

13
어깨 풀기
운동

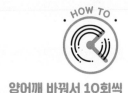

양어깨 바꿔서 10회씩

어깨 결림이 만성이 되지 않도록 주의하자

텔레비전을 보거나 독서를 하다가 어깨에 통증이 느껴졌던 경험은 없으신가요?

계속 같은 자세를 취하다 보면, 근육이 긴장해서 어깨 결림도 쉽게 생깁니다. 평소 어깨가 자주 결리는 분은 자신이 오랜 시간 같은 자세로 있지는 않은지 생각해 봅시다. 스스로 그런 사람이라는 걸 깨달았다면 수시로 어깨를 풀어주는 운동을 통해 **어깨와 견갑골**을 움직여 주세요.

정기적으로 근육의 긴장을 풀어주면 만성적인 어깨 결림도 해소될 수 있습니다.

① 수건을 잡는다

수건을 돌돌 말아서 목에 건다.
두 손으로 수건의 양 끝을 쥔다.

**악력 강화에도
효과적이다.**

꽉 쥔다.

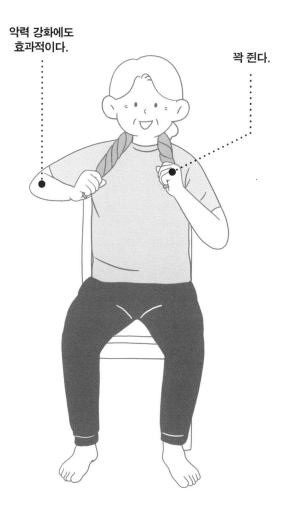

❷ 오른쪽 어깨를 돌린다

오른쪽 어깨를 빙글빙글 10회 돌린다.
반대쪽도 10회 돌린다.

**견갑골의 움직임을
느낀다.**

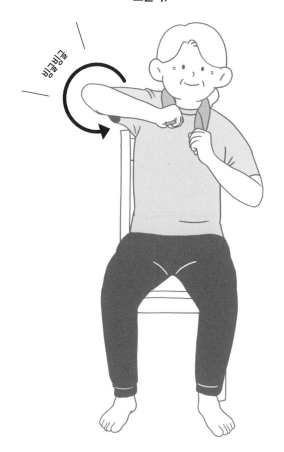

③ 왼쪽 어깨를 돌린다

왼쪽 어깨도 견갑골 쪽부터 크게 10회 돌린다.
반대쪽도 10회 돌린다.

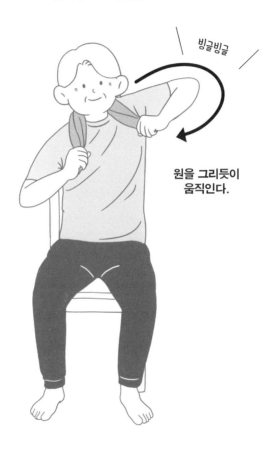

빙글빙글

원을 그리듯이
움직인다.

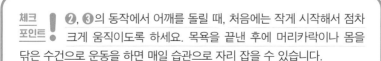

체크
포인트 ❗ ②, ③의 동작에서 어깨를 돌릴 때, 처음에는 작게 시작해서 점차
크게 움직이도록 하세요. 목욕을 끝낸 후에 머리카락이나 몸을
닦은 수건으로 운동을 하면 매일 습관으로 자리 잡을 수 있습니다.

14

발로 버티기
운동

HOW TO

양 발가락 사용해서 2세트

버티는 힘으로 넘어짐을 예방하자

발가락과 발바닥은 온몸의 균형을 잡고, 안정적으로 보행하도록 돕는 역할을 합니다. 평소에 운동하면서도 별로 의식하지 못하는 부분이지만, 발가락과 발바닥의 근력 강화는 넘어짐을 예방하는 데 매우 중요합니다.

발로 버티기 운동은 발가락과 발바닥의 근육을 사용해 수건을 끌어당기는 동작을 연습합니다. 발로 버티는 힘을 길러 넘어짐을 예방하세요.

❶ 수건을 준비한다

수건을 바닥에 넓게 펼친다.
수건 위에 두 발을 올린다.

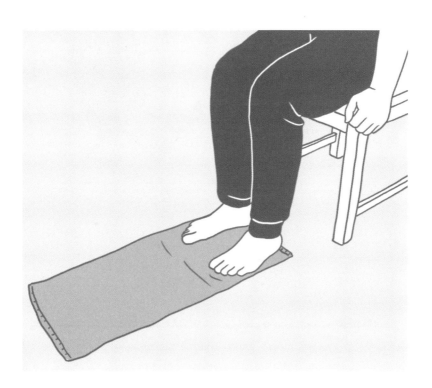

➋ 발가락으로 끌어당긴다

양 발가락을 사용해 수건을 슥슥 끌어당긴다.
수건을 모두 끌어올 때까지 반복한다.

**다섯 개의 발가락을
제대로 사용한다.**

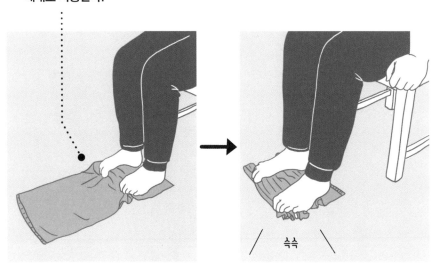

슥슥

**체크
포인트** ! 발가락이 당기는 느낌이 든다면 운동을 제대로 하고 있다는 신호입니다. 상황에 맞게 쉬어가면서 따라 하면 됩니다. 서서 운동을 할 때는 벽이나 탁자를 지지대로 삼으면 균형을 잃지 않으니 안심할 수 있어요. 운동의 효과를 위해서라도 재빨리 횟수를 채우기보다는 하나하나 동작을 확실히 하겠다는 마음으로 임해 주세요.

15

수건
넘어가기
운동

허벅지 근력 강화 훈련

양 허벅지 사용해서 2세트

욕실에서도 넘어짐을 예방하자

목욕 시간은 몸의 청결을 유지하고 기분을 전환시키기 위한 중요한 순간입니다. 하지만 욕조에 들어가려다가 넘어지는 분이 많아요. 나이가 들면 몸의 균형을 잡기가 쉽지 않고, 바닥이 미끄러운 욕실에서는 더욱더 넘어질 위험이 큽니다.

수건 넘어가기 운동은 다리를 올리는 동작을 연습합니다. 다리를 허벅지 위로 충분히 들어 올려 근력을 키워 보세요.

❶ 수건을 잡는다

수건을 작게 돌돌 만 후, 양 끝을 잡고 무릎 앞에 둔다.

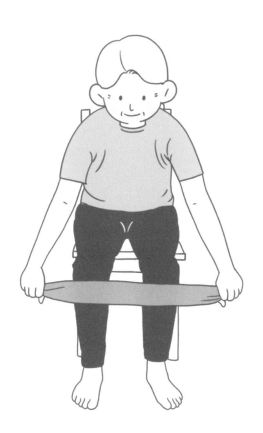

❷ 수건을 넘는다

수건을 한 발씩 넘으면서 무릎 뒤로 수건을 이동시킨다.

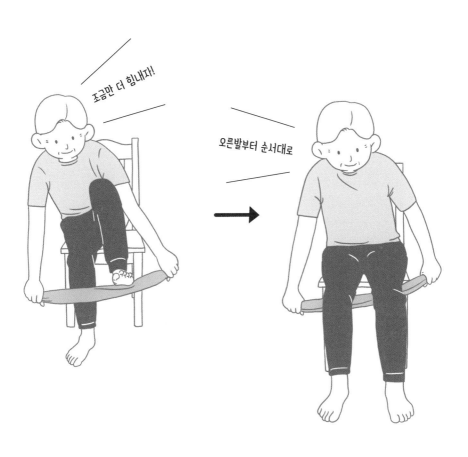

❸ 허리까지 이동시킨다

엉덩이를 한쪽씩 들어 수건을 허리까지 이동시킨다.
❶~❸의 동작을 역방향으로 반복한다(허리에서 무릎으로 이동시킨다).

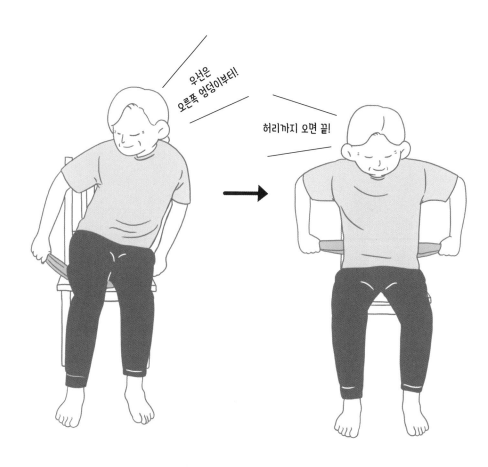

우선은
오른쪽 엉덩이부터!

허리까지 오면 끝!

16

수건 잡기 운동

좌우 10회씩

넘어지지 않는 몸을 만들자

비틀거리는 상황에서 발을 내디뎌 몸을 지탱할 때, 튀어나온 자전거에 반응해 피할 때와 같은 위험한 상황에서도 넘어지지 않기 위해 반사 신경, 집중력을 단련합시다. 수건 잡기 운동은 수건을 던진 후에 잘 잡아주는 동작입니다. 순식간에 눈으로 대상을 확인하고, 움직임을 포착하는 것이어서 난이도가 높아요. 또 포착할 때는 재빨리 체중을 이동시키므로 균형감을 기르는 데도 도움이 됩니다.

❶ 수건에 매듭을 만든다

수건 한가운데에 매듭이 생기도록 묶는다.

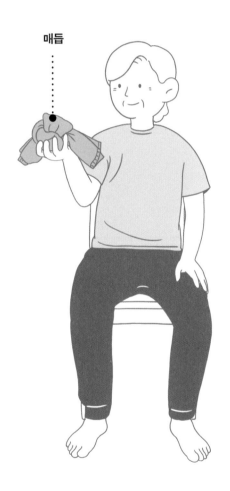

매듭

❷ 수건을 던지고 받는다

묶은 수건을 위로 던진다.
떨어지는 수건을 가슴 앞에서 잡는다.
좌우의 손으로 10회씩 반복한다.

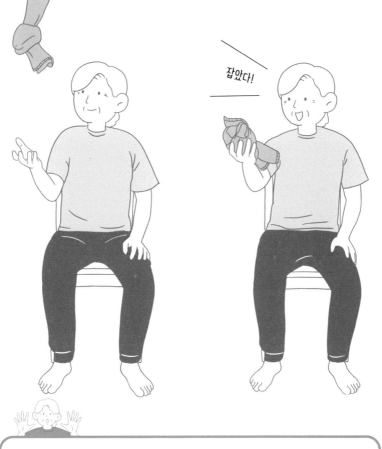

잡았다!

체크
포인트 ❗ 운동을 하기 전에 주위에 수건에 부딪히면 위험할 물건은 없는지
확인하세요. 처음에는 낮게 던지다가 동작이 익숙해지면 높이를
올려 도전해 봅시다.

신문지를 이용하자

신문지 하나로 여러 운동을 단련한다

신문지를 이용해서 다음의 동작을 진행합니다.

- 몸을 유연하게 하는 동작
- 던지고, 받는 동작
- 휘두르기 동작

　다른 도구로는 하지 못하는 동작을 따라 하며 균형 감각과 반사 신경, 집중력을 길러 보세요.

신문 막대 운동 도구를 만들어 보자

신문지는 막대 모양으로 만들어 '신문 막대'로 사용합니다. 우선은 하루치의 신문을 펼친 후 끝에서부터 돌돌 말아 주세요. 돌돌 만 신문 막대는 풀어지지 않도록 여러 곳에 테이프로 붙여 고정해요(백색 테이프를 권장합니다).

그런 다음에는 신문 막대의 양 끝과 중심에 눈에 잘 띄는 색(빨강 등)의 테이프를 붙입니다. 테이프가 없다면 매직으로 표시를 해두어도 됩니다. 이렇게 표시를 해두면 손으로 잡는 위치를 알아보기 쉽거든요.

한 가정, 1신문 막대를 만들자

신문 막대는 하나만 만들어 두면 앞으로도 계속 사용할 수 있어요. 방 안의 눈에 잘 띄는 곳에 두었다가 눈에 들어오면 운동을 따라 하세요.

매일 똑같은 운동이 지겹게 느껴질 때는 거울 앞에서 해 보기를 권합니다. 생각보다 제대로 움직이지 못하고 있는 부분 혹은 이전보다 더 잘 움직이는 자신을 마주할 수 있으므로 의욕도 더욱더 향상됩니다.

18

휘두르기
운동

좌우 10회씩

① 신문 막대를 크게 휘둘러 올린다

신문 막대의 끝을 오른손으로 잡고 크게 휘둘러 올린다.

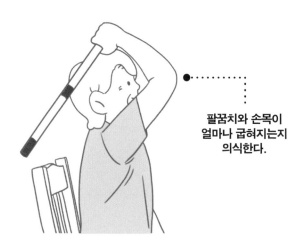

팔꿈치와 손목이
얼마나 굽혀지는지
의식한다.

❷ 신문 막대를 휘둘러 내린다

신문 막대를 휘둘러 내린다.
내린 후에는 신문 막대가 흔들리지 않도록 딱 멈춘다.
좌우 손으로 10회씩 반복한다.

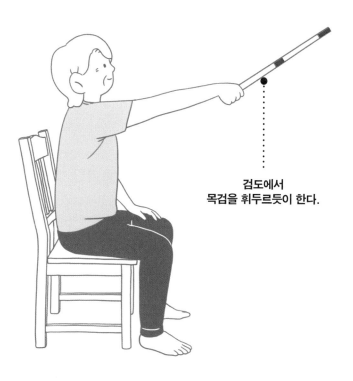

**검도에서
목검을 휘두르듯이 한다.**

체크
포인트 ❗ 신문 막대를 휘둘러 내릴 때 어깨를 다칠 수 있으니, 너무 세게
움직이지 않도록 주의하세요.

19
스윙 운동

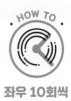

좌우 10회씩

❶ 신문 막대를 스윙한다

신문 막대의 양 끝을 잡고 무릎 앞에 가져온다.
허리를 비트는 동작을 의식하며 좌우로 크게 스윙한다.

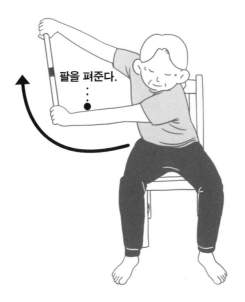

팔을 펴준다.

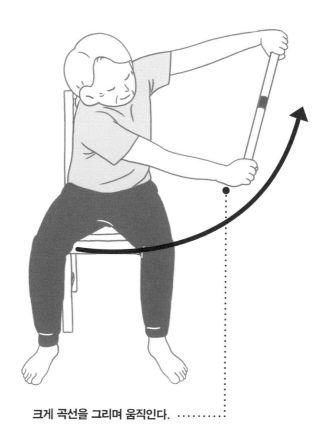

크게 곡선을 그리며 움직인다.

20
안쪽 허벅지
근육 조이기
운동

허벅지 사용해서 1세트

휘청거리지 않는 하체를 만들자

비단 걷고 있을 때뿐만 아니라, 의자나 침대 위에 앉고 설 때도 넘어질 수 있습니다. 균형을 잃었을 때 잘 버티려면 다리와 엉덩이 근육을 유지하는 게 중요해요.

안쪽 허벅지 근육 조이기 운동은 신문 막대를 사용해 엉덩이와 허벅지를 효율적으로 움직이는 동작입니다. 휘청거리지 않는 하체를 목표로 따라 해 보세요.

❶ 신문 막대를 끼운다

허벅지에 신문 막대를 끼운다.
허벅지 안쪽에 힘을 주어 10초 동안 유지하는 동작을 2회 진행한다.

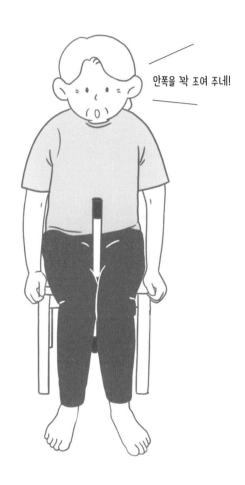

안쪽을 꽉 조여 주네!

❷ 허벅지를 오르락내리락하다

신문 막대를 끼운 채로 허벅지를 위아래로 움직이는 동작을 10회 반복한다.

안전하게 손으로
의자를 잡는다.

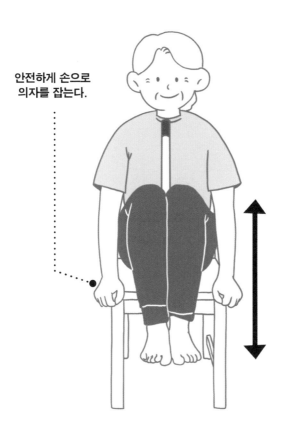

❸ 허벅지로 잡는다

다리를 벌리고 손에 쥔 신문 막대를 얼굴 높이에서 놓는다.
떨어진 신문 막대의 중심을 허벅지로 잡는 동작을 10회 반복한다.

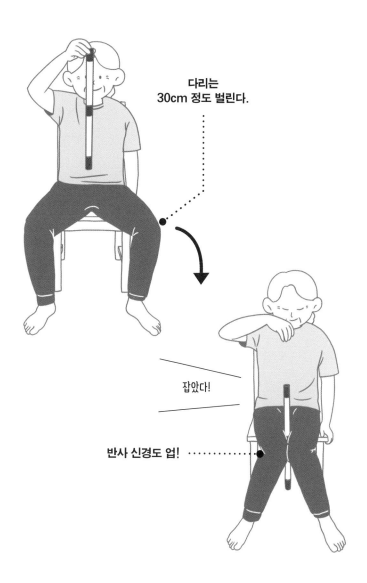

다리는
30cm 정도 벌린다.

잡았다!

반사 신경도 업!

21

하반신 탄탄
운동

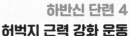
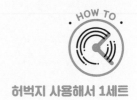

HOW TO

허벅지 사용해서 1세트

❶ 신문 막대를 서로 잡아당긴다

신문 막대를 허벅지 사이에 끼운다. 오른손으로 신문 막대를 위로 잡아당긴다.
왼손으로도 반복하며 동작을 10초 동안 유지한다.

허벅지와
오른손으로
서로
잡아당긴다.

왼손으로도
확실하게 유지!

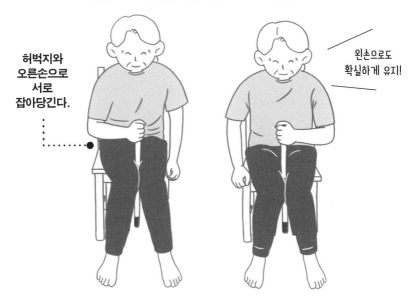

❷ 무릎을 올린다

신문 막대의 양 끝을 쥐고 배꼽 높이에 위치시킨다.
신문 막대까지 허벅지를 올려 제자리걸음을 하는 동작을 30회 반복한다.

**등은 바르게 편 자세를
유지한다.**

**허벅지로
터치한다.**

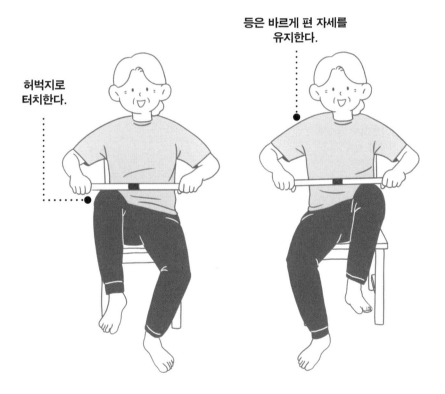

❸ 신문 막대를 발에 올린다

두 다리를 쭉 펴고 발끝을 세운다.
발목에 신문 막대를 올린 후 10초 동안 유지한다.

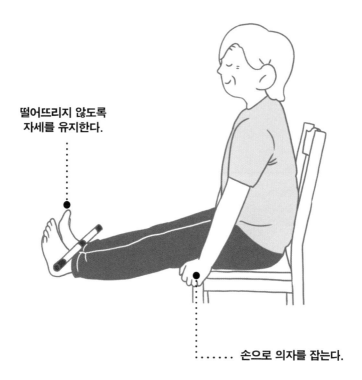

떨어뜨리지 않도록
자세를 유지한다.

손으로 의자를 잡는다.

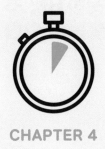

CHAPTER 4

다양한 동작을 활용해
뇌를 자극하는 시니어 운동법

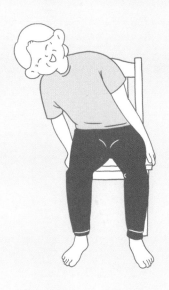

뇌를 활성화시킬 수 있는
운동법이 있다

뇌에 자극을 주자

나이를 먹으면서 다음과 같은 분들이 늘어납니다.

- 가족이나 친구와의 소통이 줄었다.
- 집안일을 거의 안 하게 되었다.
- 정년 후에 하고 싶은 일을 못 찾았다.

사람들과의 교류, 매일 활력 요소가 되어 주던 활동이 줄어든다는 것
은 뇌에 대한 자극이 감소한다는 뜻이기도 해요.

CHAPTER 4는 동시에 여러 동작을 수행하며 뇌를 활성화하는 데 도

움이 됩니다. 손발과 표정을 사용하고, 상상력을 동원하여 뇌를 최대한으로 가동시켜 봅시다.

실수해도 괜찮다

복잡한 동작에 도전하는 '뇌를 자극하는 운동법'은 잘하지 **못해도 괜찮아요!** 틀려도, 속도가 느려도, 생각하면서 움직이는 것이 중요합니다.

또 운동을 바르게 하느냐 마느냐보다도 재미가 중요해요. 즐겁지 않으면 꾸준히 지속할 수 없으니까요. 운동을 하다 보면 제대로 따라 하지 못하고 이상한 동작을 취할 때도 있겠지만, 그럴 때는 **마음껏 웃을 수 있는 기회**라고 여겨 보세요. 웃음의 힘은 대단합니다. 입꼬리를 올리고 소리 내어 웃다 보면 기분이 밝아지고, 의욕도 생길 거예요.

운동을 변형시키자

CHAPTER 4의 운동에 익숙해지면 다음의 변형을 더해서 뇌를 더욱 활성화시켜 보세요!

- 제자리걸음을 하면서
- 노래를 부르면서
- 계산이나 끝말잇기를 하면서

2

주먹, 보자기 전환 운동

HOW TO

양손 각각 20회씩

손가락 운동의 목적은 무엇인가?

사람의 손은 '제2의 뇌'라고 불릴 만큼 감각과 신경이 집중되어 있어요. 즉, 손가락 끝을 세밀하게 움직이면 뇌에 좋은 자극이 됩니다.

　손가락 시리즈는 말 그대로 좌우의 손가락을 사용하여 동시에 다른 동작을 하는 거예요. 도구도, 넓은 공간도 필요하지 않으니, 버스를 기다리는 시간, 화장실에서 볼일을 보는 시간 등 틈새 시간을 이용해 실천해 보세요.

❶ 앞으로 내미는 손은 보자기다

두 손은 주먹을 쥔 채로 가슴 앞에 위치시킨다.
왼손은 그대로 두고, 오른손은 쫙 펴서 앞으로 내민다.
손을 바꿔가면서 20회 반복한다.

**앞으로 내미는 손은
보자기다.**

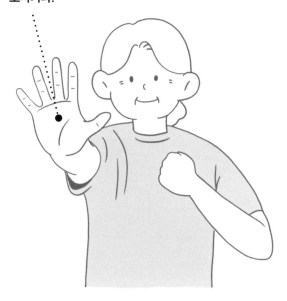

❷ 앞으로 내미는 손은 주먹이다

두 손을 쫙 펴서 가슴 앞에 위치시킨다. 왼손은 그대로 두고, 오른손은 주먹을 쥐어 앞으로 내민다. 손을 바꿔가며 20회 반복한다.

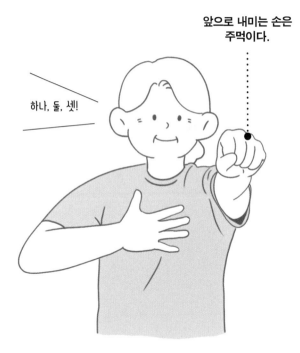

앞으로 내미는 손은 주먹이다.

하나, 둘, 셋!

이 동작도 도전해 보세요!

손을 바꾸는 동작 사이에 손뼉을 넣는다.
다음 동작을 생각해야 해서 난이도가 높아
진다.

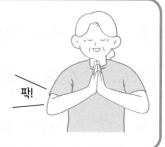

팍!

체크
포인트

힘차게 "자!" 하고 소리를 내며 손을 바꾸면 더 재밌어요. 익숙
해지면 속도를 올려봅시다. 또 손뼉 대신에 무릎을 치거나, 앞
으로 내미는 손을 '가위'로 바꾸는 등의 변형을 더하면 뇌를 더 자극할 수
있어요.

3

쓰담쓰담 탁탁
운동

양손 각각 5회씩

❶ 허벅지를 쓰담쓰담 탁탁한다

오른손은 주먹을 쥐고 허벅지를 두드리고, 왼손은 펴서 허벅지를 쓰다듬는다.
5회 반복한 후, 손의 모양과 동작을 바꾸어 5회 더 진행한다.

주먹으로 쓰다듬는 동작을
하지 않는다.

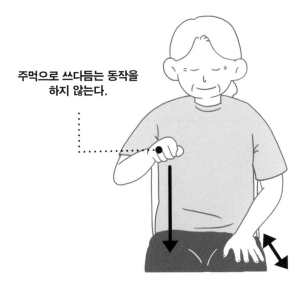

❷ 공중에서 쓰담쓰담 탁탁한다

공중에서 ❶의 동작을 반복한다.
주먹을 쥔 손은 문을 노크하듯이, 쫙 편 손은 창문을 닦듯이 움직인다.

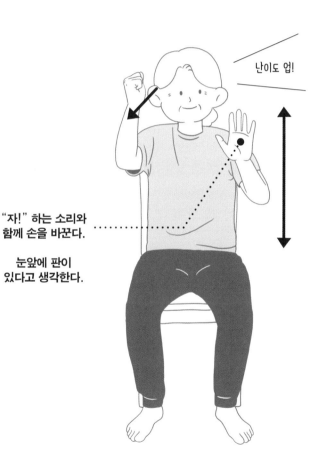

난이도 업!

"자!" 하는 소리와
함께 손을 바꾼다.

눈앞에 판이
있다고 생각한다.

4

여우와 권총
운동

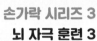
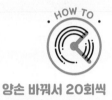
❶ 여우와 권총 모양을 만든다

오른손으로 여우, 왼손으로 권총 모양을 만든 후 여우에게 총을 겨눈다.
여우는 앞을 바라보고 있다.

중지와 약지를
엄지에 붙인다.

검지와 엄지를
세운다.

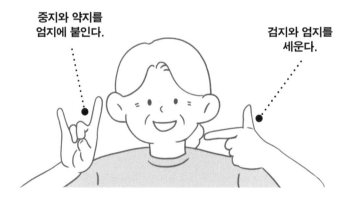

❷ 서로 손을 바꾼다

"자!" 하는 소리와 함께 왼손이 여우, 오른손이 권총 모양이 되도록 바꾼다.

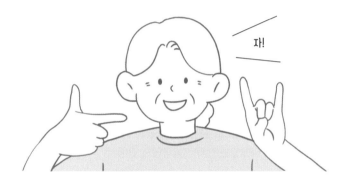

이 동작도 도전해 보세요!
손을 바꾸는 동작 사이에 "자!" 하고 소리와 함께 손뼉을 넣는다.

5

귀, 코 전환 운동

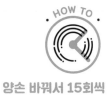

양손 바꿔서 15회씩

❶ 귀와 코를 잡는다

오른손으로 코, 왼손으로 오른쪽 귀를 잡는다.
왼팔은 오른팔의 바깥쪽에서 교차시킨다.

왼팔이 바깥에 오도록 한다.

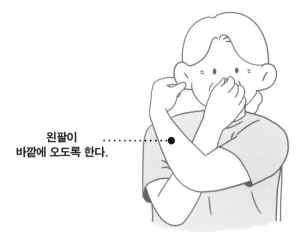

❷ 손을 서로 바꾼다

"자!" 하는 소리와 함께 손을 바꾼다.
왼손으로 코를 잡고, 오른손으로 왼쪽 귀를 잡는다. 15회 반복한다.

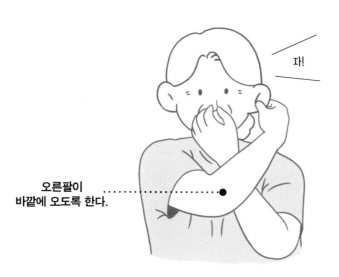

자!

오른팔이
바깥에 오도록 한다.

체크
포인트 ❗ 두 손으로 귀를 잡거나, 눈썹 근
처를 잡아버리기도 해요. 어색한
동작이라도 웃으면서 즐겨 보세요.

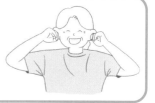

뇌 자극 훈련 5

6

달팽이
운동

양손 바꿔서 15회씩

❶ 달팽이 모양을 만든다

오른손은 가위 모양을 하고, 왼손은 주먹을 쥐어 달팽이 모양을 만든다.

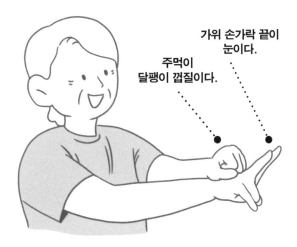

가위 손가락 끝이
눈이다.

주먹이
달팽이 껍질이다.

❷ 번갈아 반복한다

"자!" 하는 소리와 함께 손을 바꾼다. 15회 반복한다.

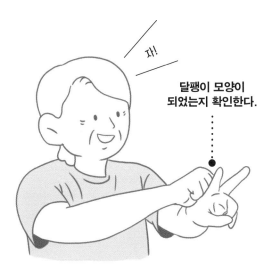

자!

달팽이 모양이
되었는지 확인한다.

> **이 동작도 도전해 보세요!**
> 동요 '달팽이 집을 지읍시다'를 부르면서 ❶, ❷의 동작을 진행한다.

7

엄지와 새끼손가락
운동

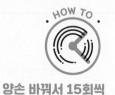

양손 바꿔서 15회씩

❶ 엄지와 새끼손가락을 서로 바꾼다

두 손의 엄지를 세운다.
"자!" 하는 소리와 함께 두 손의 엄지는 접고, 새끼손가락은 세운다.
15회 반복한다.

약지는 세우지 않는다.

자!

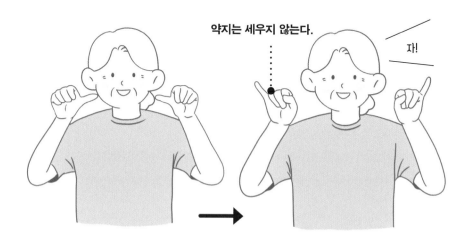

194

❷ 손의 모양을 서로 바꾼다

오른손의 새끼손가락과 왼손의 엄지를 세운다.
"자!" 하는 소리와 함께 손을 바꾸어 왼손은 새끼손가락, 오른손은 엄지를 세운다.
15회 반복한다.

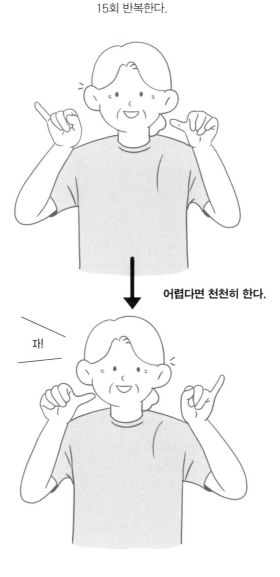

어렵다면 천천히 한다.

195

8

수화기와 숫자
운동

손가락 시리즈 7
뇌 자극 훈련 7

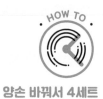

양손 바꿔서 4세트

❶ **수화기 모양을 만든다**

오른손으로 전화 '수화기' 모양을 만들어 얼굴에 가져다 댄다.
왼손은 숫자 '1'을 만든다.

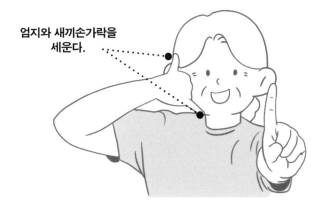

엄지와 새끼손가락을
세운다.

❷ 손의 모양을 서로 바꾼다

"자!" 하는 소리와 함께 오른손의 숫자는 '2'로,
왼손은 수화기 모양으로 서로 바꾼다.

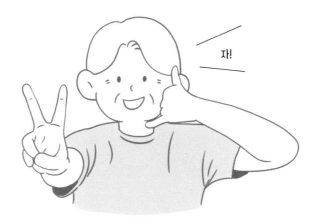

자!

어렵다면 천천히 한다.

❸ 숫자를 늘려가며 반복한다

손을 서로 바꿀 때마다 숫자를 늘린다.
'5'까지 세었다면 ❶로 돌아가 총 4세트를 반복한다.

9

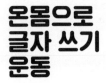

온몸으로
글자 쓰기
운동

양쪽 다리 바꿔서 1세트

상상하는 작업이 더해지면 뇌에 땀이 난다

뇌를 단련하는 데에는 같은 동작을 연습하는 것도 좋지만, 자꾸 새로운 운동에 도전했을 때 더 좋은 효과를 얻을 수 있어요. '어렵네', '그래도 해봐야지!' 하고 생각하면 뇌에 자극이 되기 때문입니다.

글자·모양 시리즈는 머리로 상상한 것을 몸으로 표현하는 연습입니다. 어려운 동작을 하다 보면 뇌에 땀이 날 만큼 활발히 뇌를 가동시키게 될 거예요.

❶ 다리로 글자를 쓴다

오른쪽 다리를 들어 올린다.
다리를 커다란 붓처럼 잡고 공중에서 '아이우이 쓰기'에 도전한다.
이어서 왼쪽 다리를 들고 '가기구기 쓰기'를 시도한다.

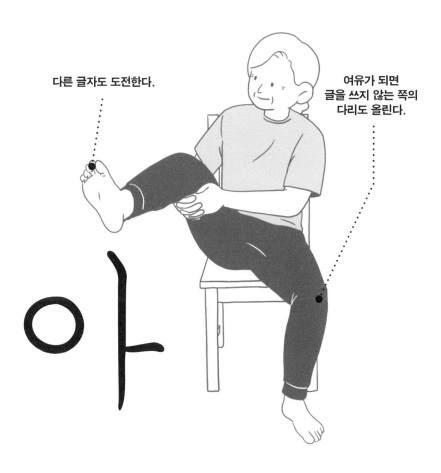

다른 글자도 도전한다.

여유가 되면
글을 쓰지 않는 쪽의
다리도 올린다.

❷ 손으로 글자를 쓴다

두 팔을 펴고 손을 서로 겹친다.
두 팔을 큰 붓처럼 사용하여 공중에 글자를 쓴다.

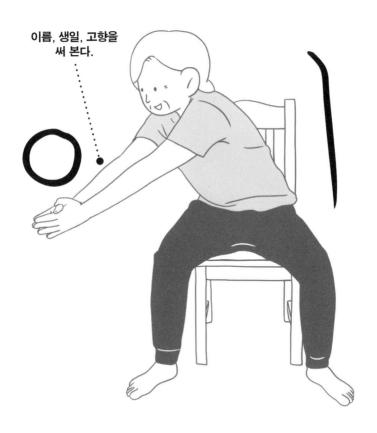

이름, 생일, 고향을
써 본다.

❸ 엉덩이로 글자를 쓴다

엉덩이로 의자 위에 글자를 쓴다.
골반의 움직임을 의식하면서 동작한다.

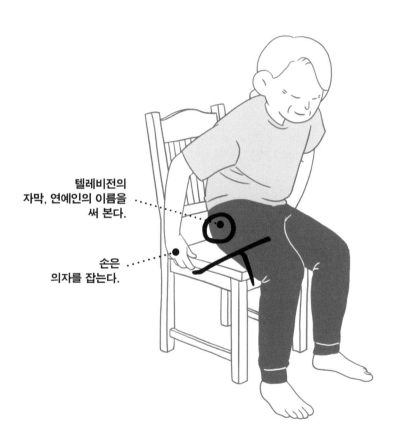

텔레비전의
자막, 연예인의 이름을
써 본다.

손은
의자를 잡는다.

10

거울 문자
운동

글자, 모양 시리즈 2
몸과 뇌 자극 훈련 2

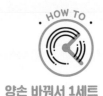

양손 바꿔서 1세트

❶ 글자와 거울 문자*를 쓴다

공중에서 오른손은 바른 글자를 쓰고, 왼손은 거울 문자로 '아이우이'를 쓴다.
왼손은 오른손과 대칭이 되게 움직인다.

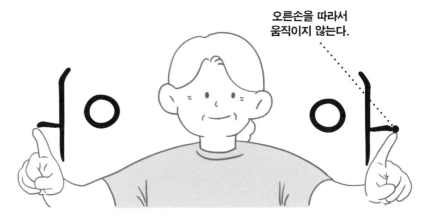

오른손을 따라서
움직이지 않는다.

* 위아래는 그대로, 좌우가 반전된 문자. 거울에 비추면 보통의 글자와 똑같이 읽을 수 있어 거울 문자라고 불림-역자

❷ 숫자와 거울 문자의 숫자를 적는다

공중에서 오른손은 올바른 숫자,
왼손은 거울 문자의 숫자로 '1, 2, 3, 4, 5'를 적는다.

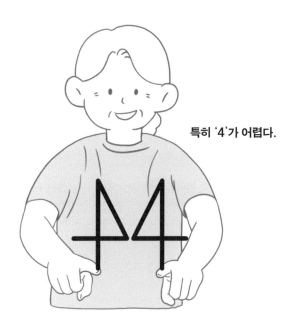

특히 '4'가 어렵다.

이 동작도 도전해 보세요!
좌우를 바꾸어가며 왼손은 바른 글자, 오른손은 거울 문자를 쓴다. 오른손
잡이인 사람은 매우 어렵게 느껴질 수 있다.

11

사각형, 삼각형 운동

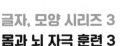

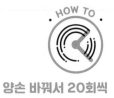

양손 바꿔서 20회씩

① 좌우 한쪽씩 연습한다

오른손의 검지를 세워 공중에서 사각형을 그린다.
다음으로 왼손의 검지로도 공중에 삼각형을 그린다.

잘 그릴 수 있는지 확인한다.

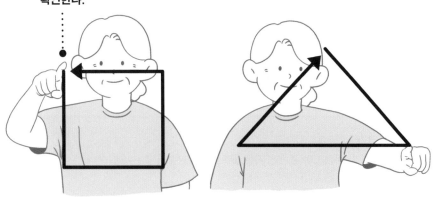

② 좌우의 손을 동시에 움직인다

오른손으로 사각형, 왼손으로 삼각형을 동시에 그린다.
하나씩 수를 셀 때마다 한 번씩 그리고, 20을 세면 좌우의 동작을 바꾸어 반복한다.

**나도 모르게
삼각형을 사각형으로
그리는지 확인한다.**

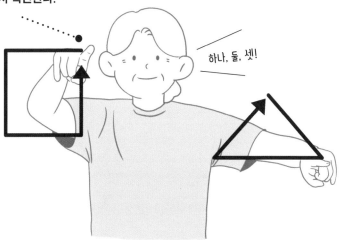

하나, 둘, 셋!

**체크
포인트** ❗ 두 손의 동작이 모두 삼각형을 그리거나, 사각형의 모양이 휘어지기도 합니다. 내 몸인데도 마음대로 움직여지지 않는다는 게 참 신기하죠?

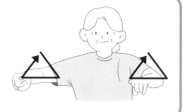

12

표정 데굴데굴 운동

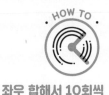

좌우 합해서 10회씩

잠들어 있던 감정을 끌어내자

나이가 들면 점차 표정이 빈약해지고 감정도 평탄해지지만, 희로애락을 느끼고 표현하는 일은 건강을 유지하는 데 매우 중요합니다. 가령 기뻐서 웃으면 심신의 긴장을 풀어주는 효과가 있는 데다, 구강 기능 개선과 뇌의 활성화로도 이어집니다.

표정 시리즈는 손과 몸을 움직이며 표정을 만드는 연습입니다. 운동을 통해 자기 안에 잠들어 있던 감정을 끌어내 봅시다!

❶ 앉아서 준비 상태를 만든다

등을 곧게 편다.

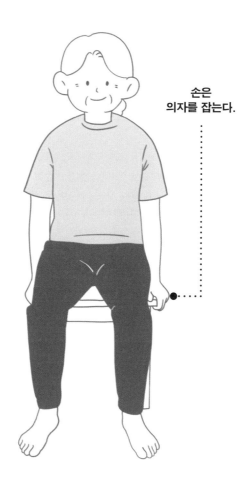

**손은
의자를 잡는다.**

❷ 좌우로 표정을 바꾼다

몸의 중심을 의식한다.
몸이 오른쪽으로 기울면 웃는 표정, 왼쪽으로 기울면 슬픈 표정을 짓는다.
10회 동안 반복한다.

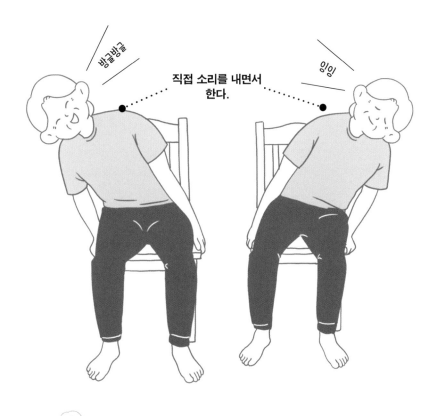

방글방글

잉잉

**직접 소리를 내면서
한다.**

체크
포인트 ! 몸을 움직이기 힘든 분은 몸보다 표정을 먼저 의식하여 움직이
세요. 웃는 표정을 지을 때는 실제로 소리를 내어 웃으면 기분도
즐거워져요. 잘되지 않아도 즐기는 마음이 중요하답니다!

13

방글방글
운동

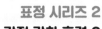

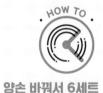

양손 바꿔서 6세트

❶ 손의 모양을 바꾼다

두 손을 '2'에서 '5'의 모양으로 바꾼다.
'2'일 때는 "이", '5'일 때는 "오" 하고 소리 내어 말한다.
'이, 오, 이, 오'를 반복한 후 마지막에는 "이오!" 하고 미소를 지으면 된다.
이 동작을 6세트 진행한다.

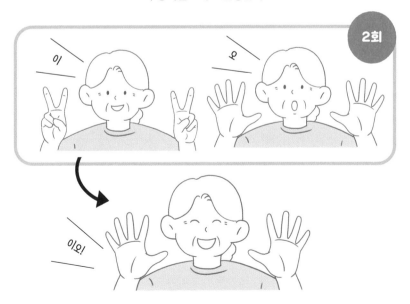

② 손으로 숫자를 만든다

오른손으로 '2', 왼손으로 '5'를 만든다.
'이, 오, 이, 오' 소리를 내며 손을 번갈아 바꾸어준다.
마지막에 "이오!" 하고 웃으면서 마무리하는 동작을 6세트 진행한다.

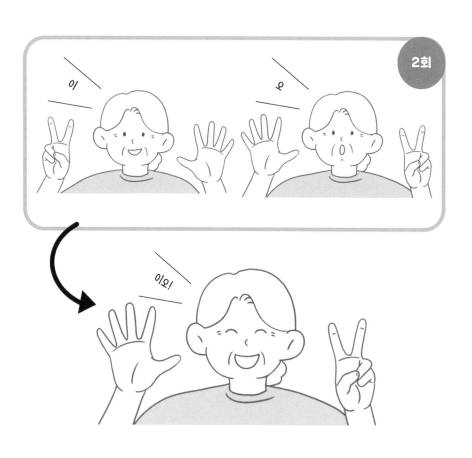

14

'하히호홍헤'
표정 만들기
운동

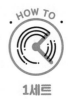

1세트

❶ 웃음소리를 발성한다

다양한 웃는 소리로 '하히호홍헤'를 발성한다.
미소를 짓고 입꼬리를 올려준다.

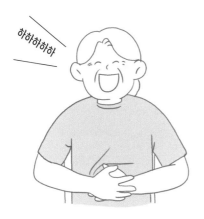

하하하하하

호쾌하게 웃기

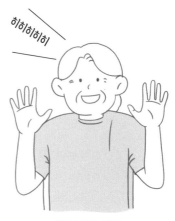

히히히히히

익살맞게 웃기

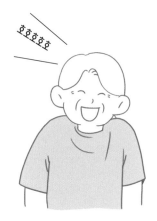

우아하게 웃기

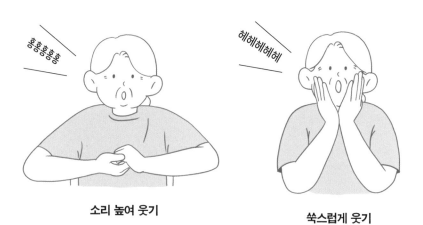

소리 높여 웃기

쑥스럽게 웃기

15

손으로
혼자 가위바위보
운동

가위바위보 시리즈 1
뇌 활성화 훈련 1

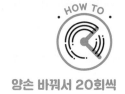

양손 바꿔서 20회씩

가위바위보 시리즈의 목적

가위바위보는 우리에게 매우 친숙한 놀이지만 혼자서 해 보면 어려운 뇌 트레이닝으로 변신합니다.

가위바위보 시리즈를 통해 순간적으로 이기고 지는 조합을 생각하면서 손발을 움직이는 연습을 합니다. 나중에 내는 손이 이기는 패턴과 반대로 나중에 내는 손이 지도록 훈련해 보세요. 가볍게 고민하며 정답을 생각하다 보면 뇌의 활성화에도 도움이 됩니다.

❶ 나중에 내는 손이 계속 이기도록 한다

오른손이 주먹을 낸 다음 왼손은 보자기를 낸다.
그런 다음 다시 오른손은 가위를 낸다.
좌우를 번갈아 가며 나중에 내는 손이 이기도록 하는 동작을 20회 반복한다.

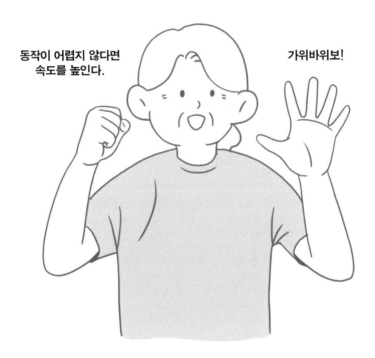

동작이 어렵지 않다면
속도를 높인다.

가위바위보!

❷ 나중에 내는 손이 계속 지도록 한다

오른손은 주먹을 내고 왼손은 가위를 낸다.
이어서 오른손이 보자기를 낸다.
이렇게 좌우를 번갈아 가며 나중에 내는 손이 지도록 하는 동작을
20회 정도 반복한다.

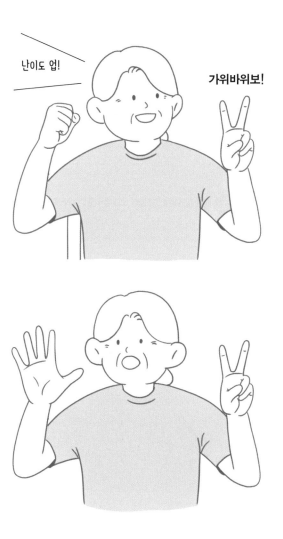

16

발가락
혼자 가위바위보
운동

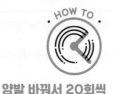

양발 바꿔서 20회씩

❶ 가위바위보 모양을 만든다

발가락으로 가위바위보의 모양 만들기를 연습한다.

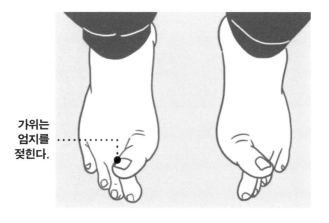

가위는
엄지를
젖힌다.

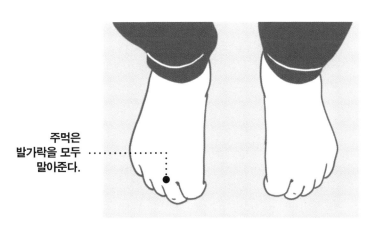

주먹은
발가락을 모두 ⋯⋯⋯⋯⋯
말아준다.

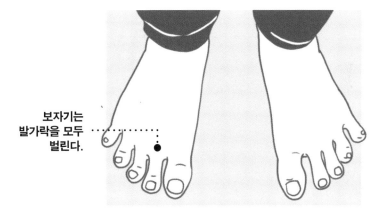

보자기는
발가락을 모두 ⋯⋯⋯⋯⋯
벌린다.

❷ 나중에 내는 발이 계속 이기도록 한다

오른발은 주먹을 내고 왼발은 보자기를 낸다.

이어서 오른발은 가위를 낸다.

좌우를 번갈아 가며 나중에 내는 발이 이기도록 하는 동작을 20회 정도 반복한다.

가위바위보!

익숙해질 때까지는
어렵다.

난이도 업!

❸ 나중에 내는 발이 계속 지도록 한다

오른발은 주먹을 내고 왼발은 가위를 낸다.
이어서 오른발은 보자기를 낸다.
좌우를 번갈아 가며 나중에 내는 발이 지도록 하는 동작을 20회 정도 반복한다.

가위바위보!

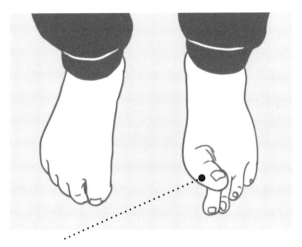

지는 발은 더 어렵다.

**체크
포인트** ❗ 발이 잘 당기는 분은 운동을 하기 전에 워밍업부터 하는 것이
좋아요. 발가락을 움직이거나 발바닥을 펴주면서 준비를 해 보
세요. 발가락이 생각대로 움직이지 않는다면 억지로 예쁜 모양을 만들려고
하지 않아도 됩니다. '스스로 알아볼 수 있는 정도의 모양 만들기'를 목표로
잡고 도전해 봅시다.

17

하반신
혼자 가위바위보
운동

뇌 활성화 훈련 3

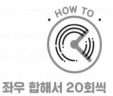

좌우 합해서 20회씩

❶ 가위바위보 모양을 연습한다

다리 동작으로 가위바위보 모양을 연습한다.

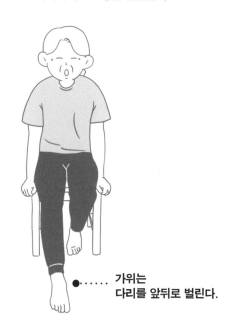

●······ 가위는
다리를 앞뒤로 벌린다.

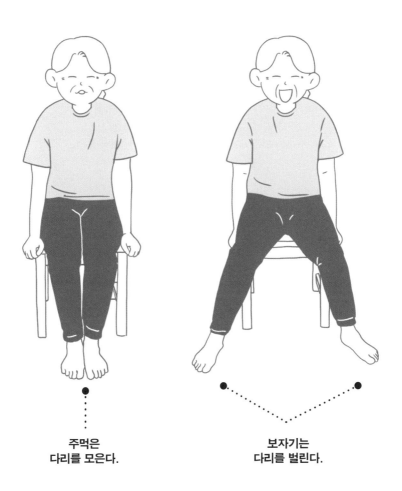

주먹은
다리를 모은다.

보자기는
다리를 벌린다.

❷ 나중에 내는 다리가 계속 이기도록 한다

다리를 모아서 주먹, 이어서 다리를 벌려서 보자기를 만든다.
마지막에 다리를 앞뒤로 벌려 가위를 낸다.
나중에 내는 다리가 이기도록 하는 동작을 20회 반복한다.
❶에 비해 난이도가 높다.

❸ 나중에 내는 다리가 계속 지도록 한다

다리를 모아서 주먹, 이어서 다리를 앞뒤로 벌려서 가위를 만든다.
마지막에 다리를 벌려서 보자기를 낸다.
나중에 내는 다리가 지도록 하는 동작을 20회 반복한다.

옮긴이 황미숙

이와이 순지 감독의 영화들이 계기가 되어 시작한 일본어로 먹고사는 통번역사다. 늘 새롭고 다양한 분야를 넘나들며 즐거움과 깨달음을 얻고, 항상 설레는 인생을 꿈꾼다. 경희대 국어국문학과를 졸업하고 한국외국어대학교 통번역 대학원 일본어과 석사를 취득했다. 현재 번역 에이전시 엔터스코리아 출판기획 및 일본어 전문 번역가로 활동하고 있다. 주요 역서로는 『늙지 않는 최고의 식사』, 『평생 걸을 수 있는 엉덩이 건강법』, 『어깨 결림 주무르지 말고 흔들어라!』, 『치아 절대 뽑지 마라』, 『여성 건강은 하체 근육이 좌우한다』, 『자세교정 억지로 하지 마라』, 『건강 수명 연장의 비밀 씹는 힘』, 『내 몸을 살리는 건강상식 100』, 『하루 세 끼가 내 몸을 망친다』 등이 있다.

하루 5분 시니어 운동법

1판 1쇄 인쇄 2023년 5월 15일
1판 1쇄 발행 2023년 5월 20일

지은이 이시다 다쓰키
옮긴이 황미숙
일러스트 김태은

발행인 양원석 **편집장** 정효진 **책임편집** 이하린
디자인 김희림 **영업마케팅** 양정길, 정다은, 윤송, 김지현, 백승원

펴낸 곳 ㈜알에이치코리아
주소 서울시 금천구 가산디지털2로 53, 20층 (가산동, 한라시그마밸리)
편집문의 02-6443-8858 **도서문의** 02-6443-8800
홈페이지 http://rhk.co.kr
등록 2004년 1월 15일 제2-3726호

ISBN 978-89-255-7672-5 (03510)